谢宇 裴华 ●主编

跟着李时珍学认药

GEN ZHE
LI SHI ZHEN
XUE REN YAO

中医药是呵护健康的瑰宝，但真正了解中医药的朋友并不多。很多人觉得相关知识太过艰涩枯燥，那有没有一种简单、有趣、实用、易懂的方式，帮我们变身"中医药达人"？这本书中有答案……

［第一册］

长江出版传媒
Changjiang Publishing & Media

湖北科学技术出版社
HUBEI SCIENCE & TECHNOLOGY PRESS

U0232872

图书在版编目（CIP）数据

跟着李时珍学认药[第一册]／谢宇，裴华主编．—武汉：湖北科学技术出版社，2018.5

ISBN 978-7-5706-0172-1

Ⅰ．①跟…　Ⅱ．①谢…②裴…　Ⅲ．①中草药—基本知识　Ⅳ．①R28

中国版本图书馆 CIP 数据核字（2018）第 057289 号

跟着李时珍学认药 [第一册]

策　　划：刘　玲　谢　宇
责任编辑：兰季平　　　　　　　　　　　　　　封面设计：喻　杨

出版发行：湖北科学技术出版社　　　　　　　　电话：027-87679468
地　　址：武汉市雄楚大街 268 号　　　　　　　邮编：430070
　　　　　（湖北出版文化城 B 座 13-14 层）
网　　址：http://www.hbstp.com.cn

印　　刷：武汉市金港彩印有限公司　　　　　　邮编：430023

710×1010　1/16　　　　　　　　　　　　　14 印张　　　　300 千字
2018 年 5 月第 1 版　　　　　　　　　　　　 2018 年 5 月第 1 次印刷
　　　　　　　　　　　　　　　　　　　　　　定价：48.00 元

本书如有印装质量问题　可找本社市场部更换

编 委 会

出版说明

  我国的中医药文化历史悠久、源远流长，为中华民族的繁荣昌盛和人类的身体健康做出了巨大的贡献。中草药是中华民族的国粹之一，是大自然赠予人类的宝贵财富。从古至今，我国各族人民就能够充分利用各种草类、花木治疗各种疾病。"神农尝百草"的故事至今依然广为流传，也充分说明了我国民间使用中草药治疗各种疾患的历史十分悠久。

  而将中华民族的中医药文化推向巅峰的当属明代医药学家李时珍。李时珍历时近30年撰成《本草纲目》一书，全书共52卷，约200万字，收录药物1892种（新增374种），附图1100多幅，附方11000多种，是集我国16世纪以前的药物学成就之大成，在训诂、语言文字、历史、地理、植物、动物、矿物、冶金等方面也有突出的成就。李时珍的伟大学术成就受到了世界人民的高度肯定。《本草纲目》从出版第一版至今的400多年间，先后出版过数十种版本，并被翻译成英、俄、日、德、法等语言出版。《本草纲目》是中国医药宝库中的一份珍贵遗产，是对16世纪以前中医药学的系统总结，被誉为"东方药物巨典"，成为中国中医药文化在国际上的一个象征。它对人类近代科学的影响之大，使英国生物学家达尔文称其为"1596年的百科全书"。李时珍也被认为是世界上对人类最有贡献的科学家之一。

  2011年5月在英国曼彻斯特，中国的两本重要医学著作《黄帝内经》与《本草纲目》顺利入选《世界记忆名录》，为中国中医药文化走向世界提供了强有力的证明。然而因为年代的久远和时代的变迁，昔日深入研究的成果掩盖在佶屈聱牙的文言之中，历经检验、简便实用的药用记载也被一些别有用心的人误解、误用。这样一部享誉世界的皇皇巨著，在现代社会却几乎只是一部分中医药学师生和学者案头的工具书；书中博杂丰富的医药学知识、博物学知识、文学文化知识，也仅仅只在世人面前展现出冰山一角。因此，如何让这部经典焕发新的活力，正是亟待我们着手的事情。

从全新的角度出发，用最适应人们习惯和需要的方面来重新解读经典，从而传播经典，便是出版《跟着李时珍学认药》丛书的立意所在。这套丛书最大的特色在于化繁为简，寓理于事，通过人物的出场、事件的发生，用生动的笔墨和动人的故事，来细细讲解中药材的特征、用途、功效等。翻开这套书，跟着李时珍师徒，打开中医药文化的大门，于中医药文化的世界之中流连忘返，这个过程不只会让读者增加真实可信的中医药知识，更能让读者收获生活健康养生的真知灼见。相信看完这套书，读者朋友们对中医药学的看法会产生质的改变：原来所认为难懂深奥的中医药学其实就这么简单，原来那些看似神秘的治病救人的中药材，大多数也不过是生活中常见的草木而已。

2018年是李时珍诞辰500周年，出版这套丛书，传承民族文化之精髓，已刻不容缓。愿这套丛书的出版能够为中医药学界引发更多新的诠释经典的声音，感染更多的人来传承和传播李时珍精神，以谱写本草新篇章！

湖北科学技术出版社

综合编辑部

2018年4月

前言
PREFACE

　　中医学是一门探究病因、研究病理以及治疗疾病的学科。中医学最早的应用可追溯到原始社会；春秋战国时，中医学理论已初步形成。我们的祖先在外出寻找食物和狩猎时，食用或不经意间接触了许多动物、植物。这些动物、植物有些会致人死亡或令人身体虚弱，祖先们经过长期的积累，学会了辨别、选择无毒的动物、植物。

　　中医学将人的身体看作是以形、气、神为统一的整体，在阴阳五行的基础上，通过四诊法，即望、闻、问、切来诊断人体的疾病。人体内五脏六腑、气血、关节经络、津液的变化，邪正消长都会引发不同的问题，而治疗人体疾病，则可使用食疗、推拿、拔罐、中药、针灸、按摩、气功等方法。中医预防与治疗疾病，则主要采用天然的植物、动物、矿物药材。这些流传至今的疾病理论、治疗手段、草药用法，融汇了中华传统的儒、佛、道文化，散布于各族人民生活的土地上，不但是中华民族历代人民的智慧与创造，从未断绝地挽救着无数人的生命，也是祖先留给我们的宝贵遗产，需要子孙后代守护与继承。

第一部中医学专著《黄帝内经》的诞生，迄今已有2000多年。历代医家学者开拓实践、潜心著述，使得中医学理论与实践知识得到不断地丰富和完善。明代医药学家李时珍，不仅是一位医术高明的大夫，更心系后世，用毕生精力撰写了医药巨著——《本草纲目》。

《本草纲目》一书，集历代前人药学成就之大成，不仅考正了过去本草学中的若干错误，综合了大量科学资料，更提出了较科学的药物分类方法，融入了先进的生物进化思想，并反映了丰富的临床实践，被誉为"16世纪的中国百科全书"。如何让这诞生于16世纪的医药典籍，能在21世纪的今天，进入更多人的视野，被更大范围地应用，发挥其价值，极其值得思考。此时，经过精心筹划和认真撰写的，以《本草纲目》为蓝本的《跟着李时珍学认药》系列丛书便应运而生。

本丛书所选的草药均为《本草纲目》草部中所记载的药物，书中主要的角色则借用了《本草纲目》的作者李时珍与其弟子庞宪的身份。参考众多历史记载与时人笔记语录，书中的李时珍既是一位慈悲为怀、一心向医、不畏艰难的济世仁医，同时又是一位谨慎细致、慈爱体贴的慈父孝子，也是一位因材施教、寓教于乐的良师益友；而小徒弟庞宪则是一个乖巧有礼、聪明伶俐、潜心医道，又有些粗心、莽撞、不拘小节的机灵小不点。

整套书以李时珍与徒弟庞宪对话的形式为主，生动再现了师徒俩采药、认药、制药、看诊、疗病等过程。在师徒俩的日常生活中，穿插以《本草纲目》等经典医籍中列举的真实病例为原型而塑造的各色人物，描绘生动的故事，在故事中融汇草药的形态特征、生长境况、辨认方法、制作方式、用法用量等知识，药方可从《神农本草经》《伤寒杂病论》《金匮要略》《本草经注》《本草纲目》等医药典籍中找到来源。每一味草药讲述一个小故事，每一个故事都散发着芬芳的药香。

2018年是我国伟大的医药学家李时珍诞辰500周年，在这欢庆时刻即将到来之际，为了传承中医药学这一具有悠久历史的传统文化，也为了更好地继承李时珍以毕生精力为当世及后人造福的不朽财富，我们精心撰写了这套书，期望可以为中医药学的重放光芒，为民族文化的伟大复兴，贡献微薄之力。

我们在撰写的过程中，参考了大量的医药典籍，并聘请中医药界资深的专业人士作为顾问，为全书把关。但疏漏不妥之处仍在所难免，我们也期望得到广大读者的指正，更期望与读者进行中医学知识上的探讨。来函可投至编委会邮箱：228424497@qq.com。

编委会

于北京

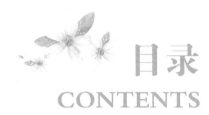

目录
CONTENTS

甘草

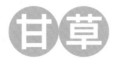

——调和百药的甘甜之草

　　明朝嘉靖年间，在湖北山清水秀的蕲春县县城里生活着一位著名的郎中，他的名字叫李时珍。

　　李时珍刚开始行医时，父亲李言闻并不看好他。但是李时珍凭着满腔热情，以及与生俱来的扶贫救弱情怀，取得了一些成就。李时珍身边没有仆人伺候，每天跟在他身边的就只有一个八九岁的小男孩儿——小徒弟庞宪。

　　说起庞宪这孩子，他和李时珍也算有缘。有一次庞宪中毒，被李时珍救了一命。庞宪从死神手里逃过一劫之后，觉得李时珍最伟大，所以请父亲拜访李时珍，一门心思要跟着他学医。李时

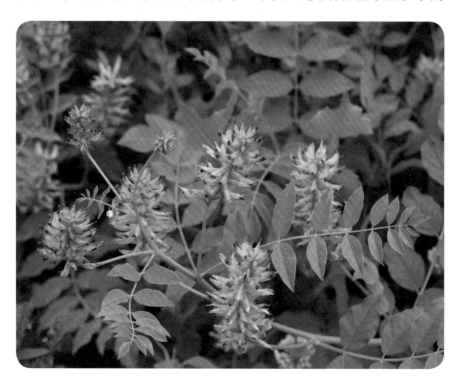

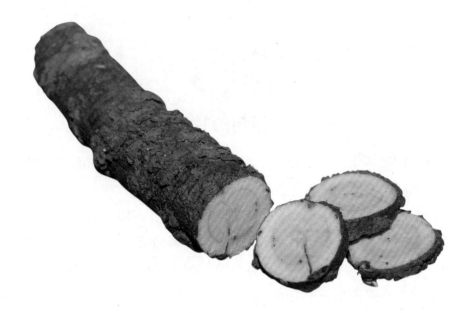

珍看这个孩子聪明，又诚心向医，便收下了他。从此，李时珍再到山上采药或者出诊时，身后就多了这个小尾巴。

庞宪机灵伶俐，爱说话，又好提问题，每天在李时珍身边叽叽喳喳说个不停。可是今天不知怎么了，李时珍在药堂给人看病，一边的庞宪一直一言不发。趁着没有病人的间隙，李时珍忍不住问道："宪儿，你是不是又做错什么事了？"也难怪李时珍会这样问。庞宪年纪小，又好动，常将师父的药材、书籍等弄乱，每到这时，他就会特别安静。

"师父，我什么都没做呀。"庞宪咽了一口唾沫，小声地说。

"什么都没做？那今天为什么这么安静呢？"李时珍看庞宪的样子也不像撒谎。

"师父，也不知道怎么了，我感觉嗓子疼，老想咽唾沫，可是嘴里又干得要命，简直难受死了。"庞宪委屈地噘着小嘴。

"哦，原来宪儿是生病了。来，为师给你看看。"说着，李时珍将庞宪的小手放在脉枕上，帮他把起脉来。号完脉，李时珍又让他张开嘴看了看，笑着说："昨天上山我让你多加件衣服，你就是不听话，现在得伤寒了吧？不过也没大碍，这点小病喝剂甘草汤就好了。"

"甘草汤？师父，甘草就是我们院子里种的那种植物吗？直立生长，叶片互生，小叶是椭圆形的；夏天会开淡紫色的花，花朵就像小蝴蝶一样；结出的果实是长圆形的，有时长得像把镰刀，有时却是弯曲环形的，上面还有腺毛，里面的种子是扁扁的。"庞宪疑惑地说道。李时珍的药圃里、庭院中种了各种各样的药材，庞宪每天的任务之一就是照顾它们。

"嗯，没想到你观察得还挺仔细。学医就要这样，先弄懂药源，习其药性，方能运用。"李时珍满意地点着头说。

"我当然知道啦。您不是让我看过陶弘景前辈的医书吗？他在书中说'此草最为众药之主，经方少有不用者，犹如香中沉香也，国老即帝师之称，虽非君而为君所宗，是以能安和草石而解诸毒也'。这么重要的调和药性、解百药之毒的药材，我怎么能不知道呢？"庞宪被师父一夸，不禁得意起来。

"这会儿又有精神了？那你为什么自己病了却不知道使用呢？"李时珍有意引导着庞宪去发掘甘草的作用。

"对呀，师父，我居然忘了！甘草性平、和，叶甘甜，可入心、脾、肺、胃四经，生用能缓急止痛、解毒泻火，如果炙用则可以益气补中，还能散表寒。我现在的症状正好可以用炙甘草呢，怪不得师父要我喝甘草汤。"庞宪的小眼珠不停地转着，好像在背书一样。

"那你现在知道因伤寒引起的咽痛之症应该如何用药了吗？"李时珍进一步问道。

"师父，我虽然知道可以用甘草汤治疗，可我却不知道用量多少，怎么煎汤呀！您快告诉我吧。"庞宪心里着急，自己一直学认药、记药性，却把使用方法给忽略了。

"伤寒咽痛又称少阴证，只需取甘草二两，用蜜水炙过，然后

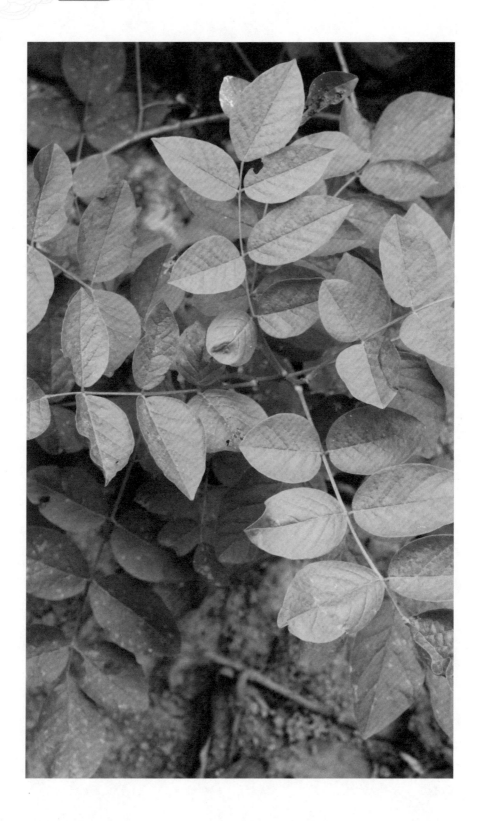

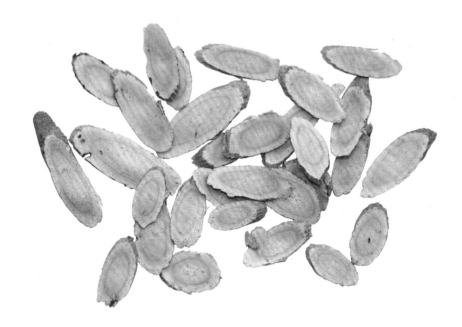

加二升清水，大火煮开，煮至一升半时分为三份，每天早、晚各服用一剂，过几天就好了。"李时珍说着，已经开始准备药材了。

"师父，这么简单吗？"庞宪简直不敢相信自己的耳朵。

"当然就这么简单。不过，这是单方入药，只针对伤寒所致的咽干、咽痛之症。如果是其他病，比如小儿热咳、婴儿撮口风、慢肝风、小儿便秘、遗尿、干瘦、口舌肿痛、肺热喉痛、肺痿久咳、冻疮、火伤等症，则要加入其他药一起调治才行。好了，现在快去煎药吧。"李时珍说着，将包好的药交给庞宪，又去给病人看病了。

黄芪

——通畅气血的补药之长

"师父、师父……"李时珍正在院中看自己的药材，庞宪忽然匆匆忙忙地从外面跑进来，一脸着急。

"这么慌张，出什么事啦？"李时珍凝眉问道。

"师父，不好了！我原本听说李大爷家有灵芝，就想去看看，没想到温和的李大爷竟说自己要留着灵芝救命，不让我看；我说只是看一眼，他就大声凶我，说：'看也不行，我可没心情理你！'师父，您说李大爷这是怎么了？是不是真生病了呀？"庞宪气喘吁吁地说。

李时珍低头想了想。李大爷平时爱上山采药，为人随和，对小庞宪也一向爱护有加，现在却这样对待他，可能是真遇到什么难事

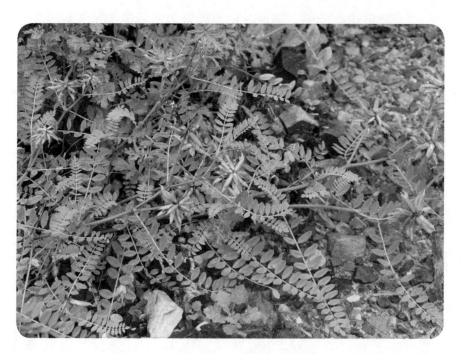

了。想到这里，李时珍对庞宪说："宪儿，你在家等着，我去看看李大爷。"

"师父……"庞宪小声地叫着，他还惦记着李大爷家的灵芝，"我……我……"

李时珍还不清楚小徒弟的心思，摸着他的脑袋说道："你想去就跟着去吧。不过你可不准为难李大爷，听到没有？"

庞宪乐颠颠地跟在师父后面，没一会儿就到了李大爷家。李大爷一看李时珍来了，才不好意思起来："你看我，越老越小孩儿脾气了，竟把你这个大忙人给引了来。"

李时珍问："哪里的话。您老是不是哪里不舒服了？我听宪儿说您心情不好，所以过来看看。"

这样一问，李大爷竟老半天不出声，脸都憋红了，才说："真是说不出口。也不知怎么了，我这几天只吃不拉，大便胀得肚子疼，但怎么也拉不出来。我真怕把肚子给撑爆了。"

听李大爷这样一说，李时珍忙给他把脉，然后笑起来："不用担心，您这是气虚引起的便秘。只要调理一下身体，再润一下肠道，问题就解决了。"

"这是不是要用好药呢？我前几天得了点灵芝，你看能用吗？"李大爷连忙问。

"不需要，这点问题只要一味黄芪再加点陈皮、大麻子、白蜜就可以了，吃两副保证您通便。而且，这个药可以长时间服用。人上了年纪，难免会气虚体弱，这药还能益气固表、通畅气血呢。"李时珍笑着站起来，"我现在回去给您开药，一会儿让宪儿给您送来。"

李大爷千恩万谢地送李时珍出去。庞宪早将灵芝的事忘到脑后去了，追着李时珍问："师父，为什么要用黄芪而不用人参呢？人参不是才是大补的吗？"

"宪儿说得没错，人参是大补，但参性生用气凉，熟用会使相

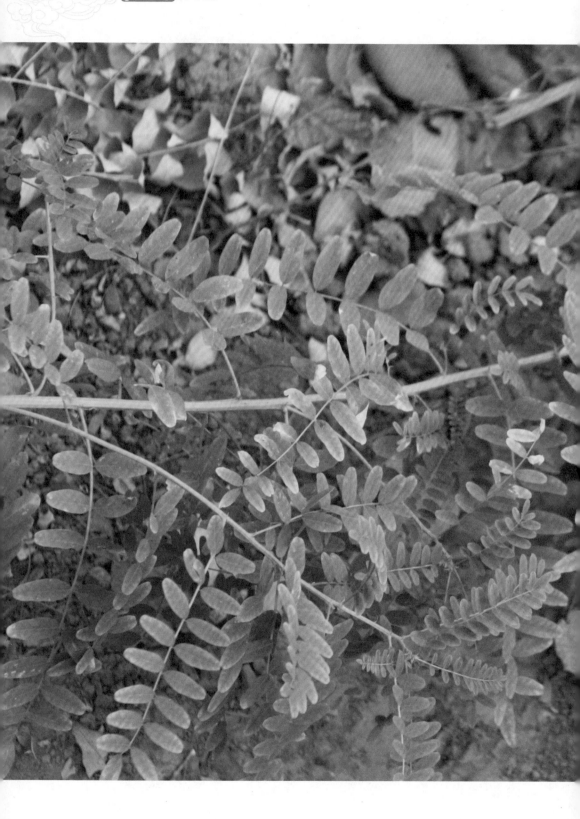

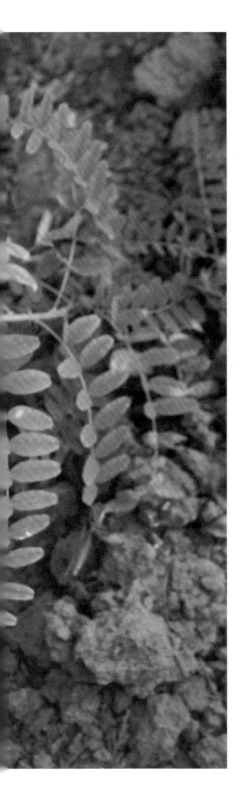

火乘脾，身热而烦。黄芪却不同，它既补三焦，又实卫气，虽为表药更可柔脾胃，是内补中气、补虚羸的要药。《本经疏证》中就说'黄芪一源三派，浚三焦之根，利营卫之气，故凡营卫间阻滞，无不尽通。所谓源清流自洁者也'。所以，李大爷年老体虚，脾胃不足，导致肠道功能不强，使用黄芪就最合适了。而且，这味药加上开气通达、健脾胃的陈皮以及拔毒通便的大麻子、润肠养脾胃的白蜜，以养为治，比单纯用其他泻大便的药更为温和一些，老年人用也不受刺激。"

"哇，用药的方法可真讲究呀！"庞宪眨着大眼睛，崇拜地看着师父，想了想又问，"师父，我看黄芪好像不都是一样的，有的颜色更红一些，这是怎么回事呀？"

"这是因为品种的不同呀。黄芪可分黄、红两类，我们这边的山上以黄色为主。红色的又叫红芪，长在边塞地区。黄芪根是圆柱形的，上面粗，下面稍细，表面纵皱；颜色淡棕黄色，有韧性，皮部黄白，木部为菊花纹理；气味有些豆腥味，回味微甘。红芪一般长得更大一些，几乎没有分枝；表面灰红棕色，有纵皱，栓皮易脱落，皮部为淡黄色，不易折，断面为纤维状；气味与黄

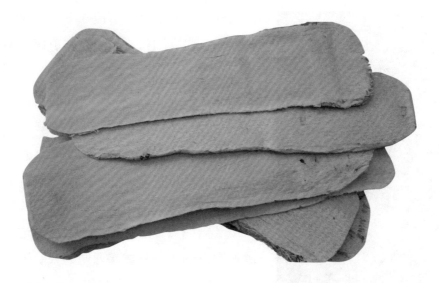

芪相近。它们的功效相同……"

"这个我知道！黄芪是益气固表、敛汗固脱、利水消肿的药，专门用来治疗气虚乏力、中气下陷以及血虚萎黄、表虚自汗、久溃不敛等症。师傅说过黄芪色黄，为补药之长，因此才得名的，对不对？"庞宪抢着说。

"不错，黄芪不但可以治老年性便秘，还能治疗小便不能、少淋、吐血、咳脓咳血、肺痈、痰浊、萎黄焦渴等症，但使用时一定要注意用量与用法，生、炙之效各不相同，知道了吗？"李时珍抚着庞宪的头，慈爱地说着，"这次给李大爷煎药就由你来负责，你需取黄芪、陈皮各半两，细细地研成末，然后取大麻子二两（1两=30克，后同），捣烂，加水揉出浆汁，放进锅内煎至半干。再调适量白蜜进行煎煮，煮开之后放进黄芪、陈皮末，调匀了就可以服用了。"

"师父您就放心吧。如果我把李大爷的病调好了，说不定他还会让我看一看灵芝呢。"庞宪的小脑瓜灵活地转着，忍不住高兴起来。

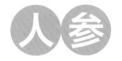 人参
——百草之王

这天晚上吃过晚饭，李时珍与父亲讨论人参的用法。当时，李言闻正在撰写一本关于人参入药的书，所以对人参进行了很多研究。李时珍说："人参生用与熟用大不相同，可很多家中藏有人参的人却不懂这个道理，真是白白浪费了好东西。"

李言闻闻言，叹息道："正是因为如此，为父才想写这样一本书，让大家都看到人参的正确使用方法，懂得如何利用它啊。"

"师父，我看《神农本草经》中说人参可'补五脏、安精神、定魂魄、止惊悸、除邪气、明目、开心益智'，而且能常年服用，时间长了才延年益寿，并没提到生用、熟用的区别呀。难道它们有什么不同吗？"坐在一边的庞宪早听得入迷了，忍不住问起来。

"宪儿有所不知，人参生、熟的药性并不同，其效果也是完全

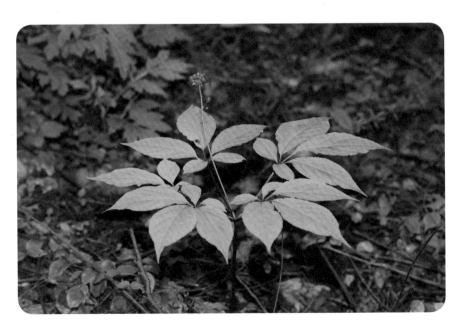

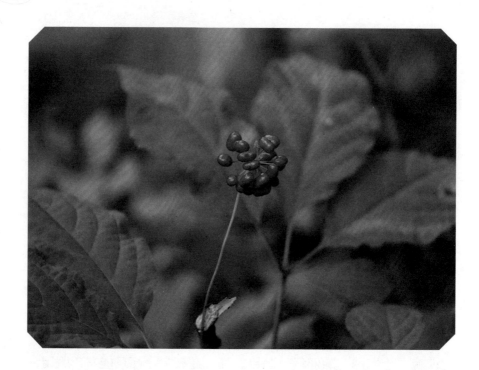

不同的。"李言闻听庞宪这样问，耐心地解答道，"人参生用气凉，熟用气温，对于脾虚火旺的人来说，生用是最好的，可泻火补土，脾虚肺怯者熟用则最好，能补土生金。"

"哦，我想起来了。师父有一次给东县的王夫人治病时，就是让她熟用的。我记得当时王夫人脾胃虚弱，不想吃东西，师父说她是脾虚肺怯之症，所以就用了炙过的人参。"庞宪拍着头，恍然大悟。

"那你还记得为师的方子是怎么开的吗？"李时珍看着徒弟的样子，颇感欣慰。

"好像是取人参四两，炙熟研末，然后取生姜半斤，捣成汁，配白蜜十两，一起放在药锅内煎成膏，每天取一勺调在粥中服下。后来王夫人就好了。"

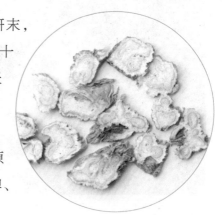

"没错，就是这样的。人参原本味甘、微苦，性温平，入肺、脾、

心、肾经，最能补元气、补脾肺，而且能够安神益智、复脉固脱，对劳伤虚损、自汗暴脱、健忘惊悸、食少虚咳、阳痿尿频、妇女崩漏之症都可起到治疗作用。所以师父才告诉你，人参可治男女一切虚症。"李时珍点着头说。

"可惜我从来没看到过野山参长什么样子，只知道晒好的参为纺锤形，表面有点灰黄色，而且皱皱的，有很多小须根，有的须根上还带着小疣。质地很硬，断面呈淡黄白色，有层环纹，为棕黄色。"庞宪一边回想一边说。

"你说的这是人参的根茎，也可叫生参。但想要看到野山参可不容易，如今山里几乎难得一遇了。"李时珍说，"不过，人参年

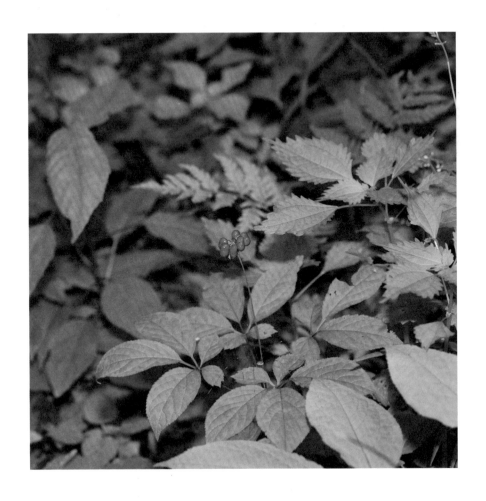

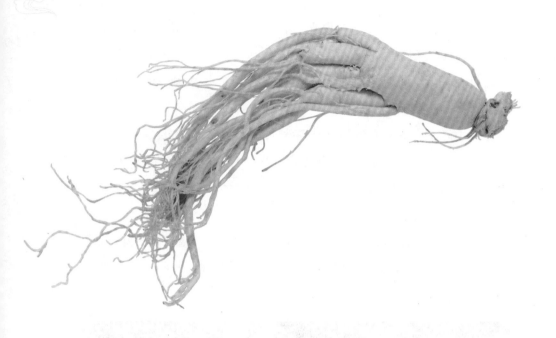

深渐长成者，根如人形，有神，这就是它的基本特征。正因如此，人们才将它称为人参。也有人叫它神草，所谓'百草之王'，指的就是人参了。"

"师爷爷，您行医这么久了，在山上看到过人参吗？"庞宪转向李言闻问道。

"曾经遇到过。其实人参就是一种多年生的草本植物，除了你说的根茎部分，它地面部分的茎单生，直立生长，茎端渐尖，叶片边缘有小齿，叶中脉有刚毛。它开花时会先在茎顶生伞形花序，花很小，为菩钟形，分5瓣，颜色淡黄，多花齐开。等到花一落，就会结小浆果，果实成熟后是扁圆形的，颜色艳红，从远处看好看着呢。"李言闻仿佛想起了自己上山挖人参的往事，神色向往。

"师父，我们什么时候也去山上找人参吧！"庞宪听后有些迫不及待。

"现在还不是时候，快回屋睡觉去吧，时间不早了。"李时珍站起来向父亲告辞，然后带着庞宪走出屋去。

沙参

——专补肺气之药

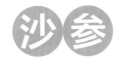

　　下午时分，药堂来了位病人，坐在那里咳嗽不止。庞宪心想着："肯定是得了伤寒，师父等一下肯定要开散寒生汗的方子，会不会开一副葱姜汤呢？"

　　就在庞宪的小脑瓜不停地琢磨时，李时珍早为病人号了脉，"没什么大问题，有些肺热伤津，我给你开副药就可以了"。

　　"李郎中，您给我少开几味药吧，那药汤我实在喝不下去。我听人家说，您最擅长开单方了，我这才特地从外县过来找您看病的。"病人边说边咳，一脸痛苦的神色。

　　"那就开味沙参吧，你每日只需取半两煎水饮用，很快就会好起来的，而且此药口感也不错。"说着，李时珍便写下了方子递给

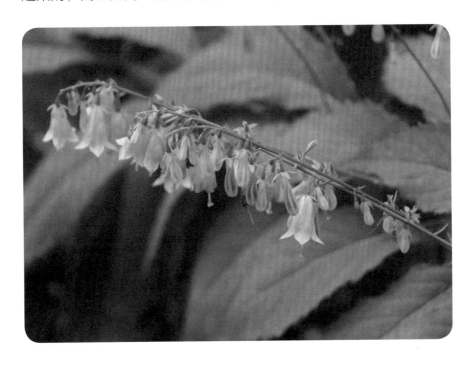

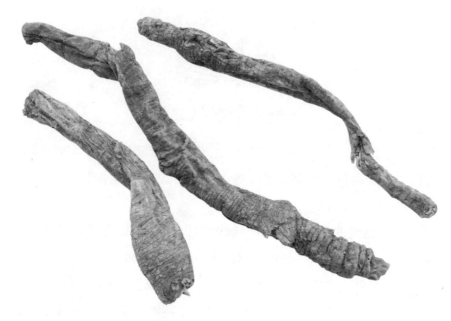

庞宪，示意他给病人去抓药。

庞宪一脸茫然，没想到师父竟只用了一味沙参。他马上包了药，送病人出去，回来便问道："师父，病人咳得这么厉害，不是伤寒吗？为什么要用沙参这味药呢？"

李时珍听他这样问，不由得笑着摇了摇头："看病要望、闻、问、切，你只看人家咳嗽就当成伤寒治，那岂不是容易误诊？病人脉象细数，舌质红而苔少，明显是肺热所致的虚症，肺金受火所克，怎么会不咳嗽呢？若用伤寒之法治疗，恐怕就要越治越重了。"

"那沙参有什么药效呢？是专门泻肺火的吗？"庞宪追问。

"沙参其根多白汁，被俚人称为羊婆奶，也被人叫白参，其味苦，性微寒。陶弘景说沙参与人参、玄参、丹参、苦参并称五参，可见它药效了得。不过，沙参味苦，性微寒，是专补肺气，益脾、肾，补阴制阳之药，平时可用其养阴清热、润肺化痰、益胃生津，对于津伤口渴、肺虚久咳、燥咳痰少、虚热喉痹等症都有治疗效果。"李时珍向小徒弟细致地讲解着沙参的药用价值。庞宪听完点点头，仔细想了想，把师傅说的医理药性都记住了，才又问道：

"师父，沙参长什么样呢？它那么厉害，是不是一棵大树呢？"

"哈哈……"李时珍被小徒弟逗得笑起来，"你呀！沙参就是一种多年生的草本植物，它二月生苗，叶子初长时如同小葵叶，形状近圆形，有细毛；八九月抽茎，可高一二尺；在秋天开花，花为紫色，花不大，如同小铃铛一样，有时也会开白花。花落之后可结球形蒴果，里面有小而多的种子。一般在秋天采它的根入药，根白而实，长圆锥形，表面粗糙，有横纹，顶端有芦头。将根茎清洗干净，晒干之后，就可以切片入药了。"

"原来也和人参差不多，都是以地下茎入药的。那它为什么要叫沙参呢？"庞宪百思不得其解。

"它最适宜在沙地生长，所以才有了这个名字。"李时珍看了看庞宪，见他仍旧满脸疑惑，就说，"等师父有时间了，就带你去外面转转，要不你没法理解药物的特征与由来。"

"太好了，师父，我早想上山去采药了。"庞宪一听，马上高兴起来。

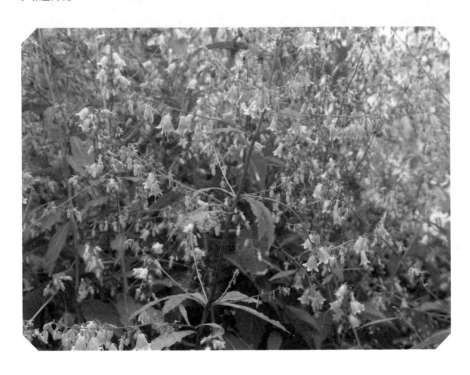

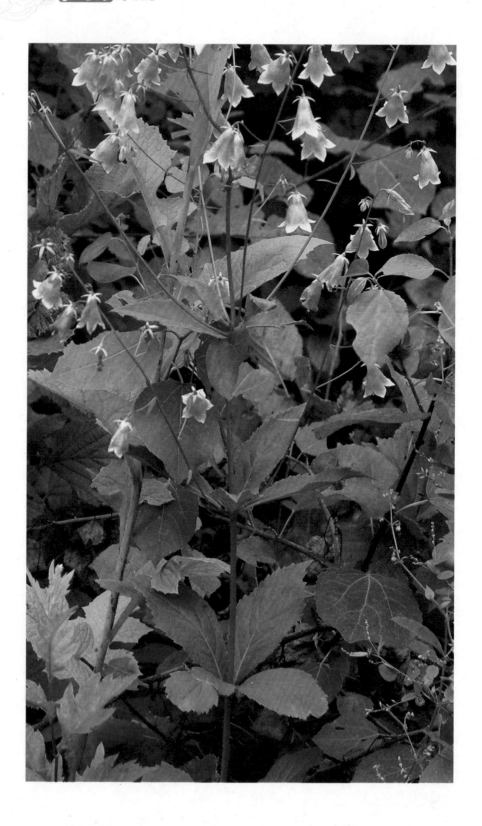

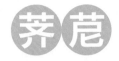 荠苨

——利肺解毒的良品

五月的清早，山上还有一丝凉意，但夏日的脚步已近，山间早有了鸟语花香。李时珍并没着意看风景，他带着庞宪先乘船渡过雨湖，又朝南边的山走去。

"师父，您快来看，这是什么植物呀？它的茎中有很多白乳汁呢。"走着走着，庞宪忽然发现了什么新奇的东西，大声叫起来。

李时珍来到山坡边仔细看了一下，解答道："这叫荠苨，也叫杏叶沙参，或者空沙参，最喜欢长在草地、坡边、林下，在这种地方生长还真难得一见呢。"李时珍马上蹲下来仔细看那些荠苨，虽然还没有到开花的时间，但它们的茎已经40~120厘米高了，叶片繁茂，郁郁葱葱的。

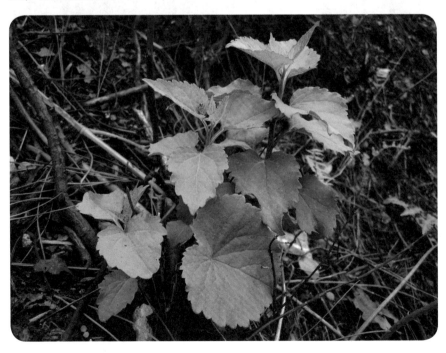

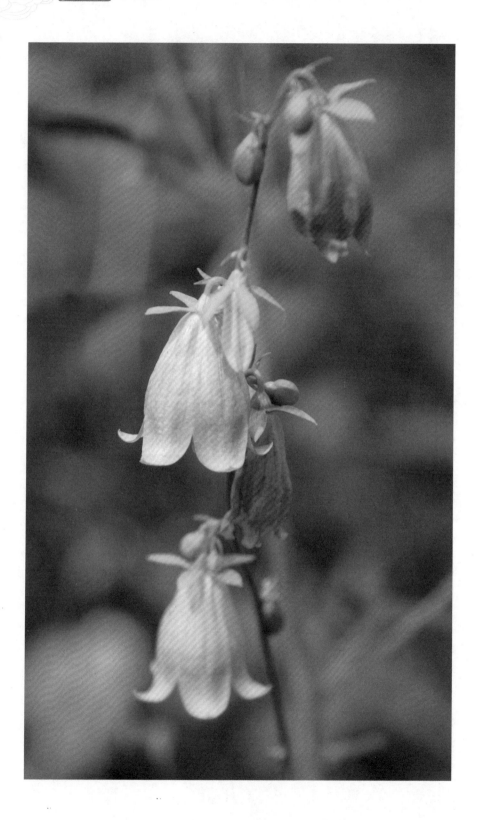

"这么说，它与沙参应该长得差不多啦？"庞宪马上高兴起来，"我要好好看一下。原来它的叶子是心形的，叶柄很长，叶子边缘还有锯齿。师父，您快看，它的茎是'之'字形，弯弯曲曲的呢。"

"对，就是'之'字形，这是它的特征。"李时珍说。

"可是怎么还没开花呀？我还想看它的花和果实呢。"庞宪有些遗憾。

"它要到7—9月才开花结果呢。它的花序会分枝平展，形成一个大的圆锥形，花朵呈冠钟状，5个花瓣，但花的颜色很多，有蓝色的，紫色的，还有白色的；花萼长成倒三角状，分成5裂。花落之后，会结圆锥形的蒴果。我们现在不要动它，等过些日子再来，就能看到花了。"李时珍说着就站起来，并不准备采摘这些荠苨。

"师父，既然荠苨与沙参相近，那效用是不是也差不多呢？"庞宪追问道。

"有相近的地方，但不完全一样。荠苨味甘，性寒，归肺、脾经，它的寒性可利肺，它的甘味可解毒，所以，它是润燥化痰、清热解毒的良品，对食物中毒、咽喉肿痛、肺燥咳嗽、疗痈疮毒之症都有不错的疗效。"李时珍边走边说。

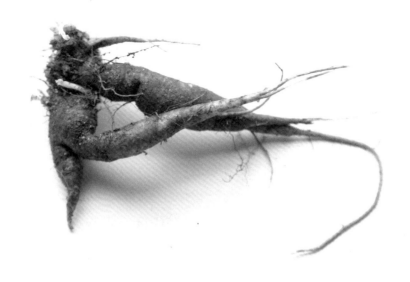

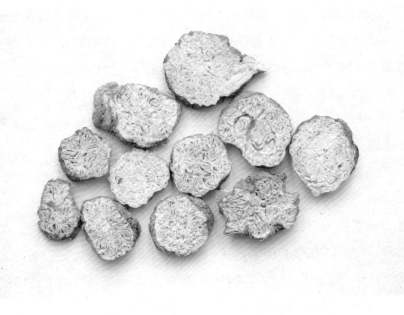

"那为什么平时也没见您用过这味药呢？什么病用它最好呢？"庞宪对于没见过的药材，总会打破沙锅问到底。

"刚才师父说的话你又没好好听吧？中毒、燥热之症都可以用它。至于它具体都有哪些验方，那可就多了。比如，在被蛇虫咬到之后，就可以将荠苨蒸熟，切碎，然后与粥同煮食用。如果要解丹石之毒，就将它做成酸菜，每日食用就可以了。"

"原来是这样呀。师父，您都是从哪些书中看到的？我回家也要照着书好好学习一下。"庞宪孩子气地说着。

"你跟着师父学，把师父说的话都记熟，理解透了，再结合医书，才能融会贯通啊。我记得给你看过葛洪的《肘后方》，里面有一方说用一味药就可以解众毒，那就是荠苨了。只要将二升荠苨捣成浓汁服用，或者直接嚼服，毒症就可以得到化解。"

"哦，我想起来了。不过我当时没仔细看，回去我肯定好好抄几遍。"庞宪怕再被师父批评，说完就跑到前面去了。

桔梗

——下气补劳除邪辟

"师父，我怎么记得书中说荠苨也叫桔梗呢？难道是我记错了吗？"走着走着，庞宪突然想起什么来，停下脚步问李时珍。

"嗯，你没有记错，但将荠苨称为桔梗是一种错误。陶弘景就曾经说过：'桔梗，近道处处有。叶名隐忍，二三月生，可煮食之。俗方用此，乃名荠苨。今别有荠苨，能解药毒，所谓乱人参者便是，非此桔梗，而叶甚相似，但荠苨叶下光明滑泽无毛为异，叶又不如人参相对者尔。'可见，荠苨与桔梗绝对不是一种药材，它们的区别你一定要牢记。"

"哎呀，我要是能找到一株桔梗看一下就好了，这样我肯定能分辨清楚了。"庞宪说着就四处张望起来。

"这倒不难，桔梗在很多地方都会生长，我们这里也一样。山坡、草地、林边，多注意一下，就有可能会有。"李时珍边说边带

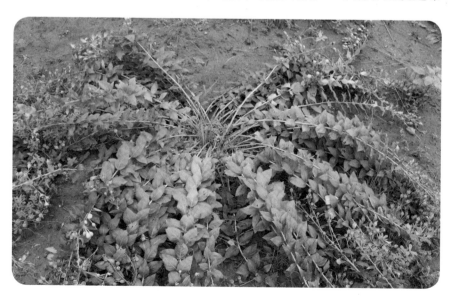

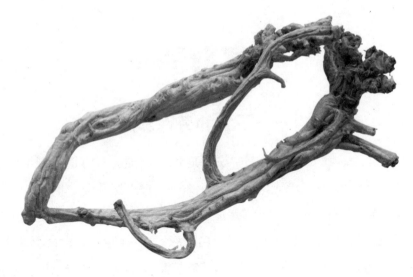

着徒弟一起寻找起来。

没走一会儿，李时珍就在林边看到了一株桔梗："宪儿，到这里来。"

庞宪马上跑过去，只见林边的草地里，长着一株高约50厘米，生有卵形叶片的植物，茎上没有毛，而且分枝很少，叶子都呈对生状，边缘有小尖齿，叶下还有白粉。

"师父，这就是桔梗吗？"

"对，这就是桔梗。它是多年生草本植物，可以长30~120厘米高，它全株都有白乳汁。"说着，李时珍折断桔梗让庞宪看，"桔梗会在7—9月开花，花序为单生，有时也会集成总状。花萼为钟形，花冠呈阔钟状，5个花瓣，蓝色或者紫色。花落了会结卵圆形蒴果，等到果实成熟，会在顶部爆开，多分为5瓣，里面有多颗褐色的种子。因为其植株和花朵与荠苨很像，所以经常被人误认为是同一种植物。"

"还真是的，如果师父不告诉我，我会将它当成荠苨的。"庞宪仔细端详着桔梗说。

"其实，这两种药使用起来也不太一样。荠苨多用来取汁，或者食用其茎叶，但炮制桔梗则要在春秋季采收，然后去掉外皮，晒干才会

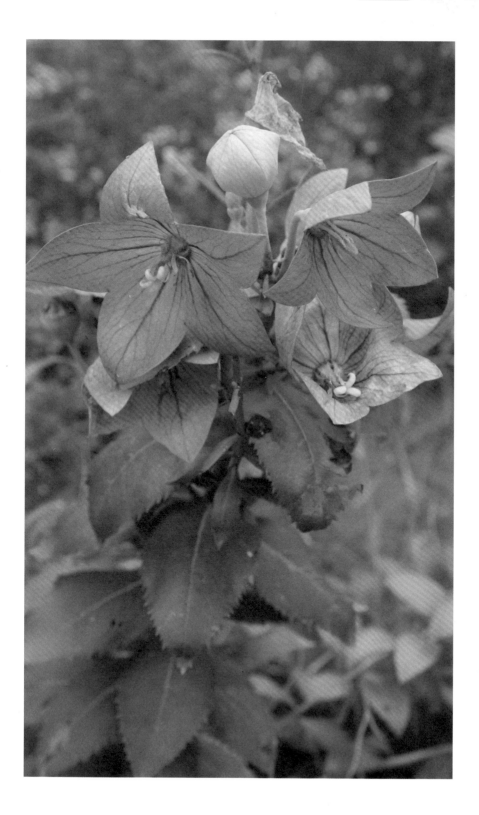

使用。桔梗的根、茎都可入药，药性与荠苊也不相同。"李时珍说。

"师父，这桔梗的药效是什么呢？"

"桔梗味辛，性平，归肺、胃经，用来利咽、宣肺、排脓、祛痰都非常有效，治疗口舌生疮、赤目肿痛、咳嗽多痰、痢疾胁痛、小便癃闭等症效果明显。自古以来，各医家都对桔梗非常重视。陶弘景在《名医别录》中说它'利五脏肠胃，补血气，除寒热、风痹，温中消谷，疗喉咽痛'，而《日华子本草》中则说它'下一切气，补五劳、除邪辟温、补虚消痰'。"

"这么厉害呀！"庞宪惊讶地张大嘴，"为什么师父没有用过它呢？"

"谁说我没用过？之前有位病人因为伤寒导致阴阳不和而腹胀疼痛，我不是给他开了一剂桔梗半夏汤么？你都忘了？"李时珍严肃地看着庞宪，他可不允许自己的徒弟总是将学过的知识都丢到脑后去。

"我想想，"庞宪小脸涨得红红的，半天才吞吞吐吐地说，"是不是取桔梗、半夏、陈皮各三钱（1钱=3克，后同），用生姜五片，放两杯水煎成一杯服下？"

"对了。这不就是桔梗半夏汤的方子吗？"李时珍脸上重浮起笑意，"好了，快走吧，还有很远的路呢。"说着又转身朝山上走去。

#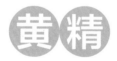

——延年不饥的救穷草

　　山路很不好走，但是庞宪却很开心，因为每走一步，他都会发现新奇的植物，还能看到漂亮的小鸟。这时，远处的树枝上就落着一只羽毛翠绿、叫声清脆的小鸟，庞宪看得眼睛都直了。

　　"宪儿，快来看，黄精已经开花了。"不远处传来李时珍的声音，庞宪听到后连忙朝师父跑去："师父，在哪儿呢？我还从来没看到过黄精开花呢。"他一边跑一边说，差点就跌倒了。

　　"你慢点儿，黄精又不会跑，你急什么。"李时珍扶住小徒弟，嗔怪道，然后指向一株植物，告诉他，"看这白色的花朵，就是黄精的花。"

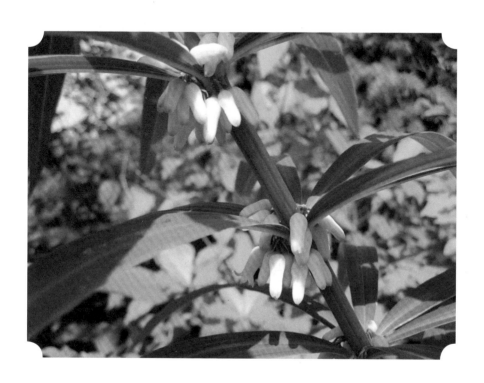

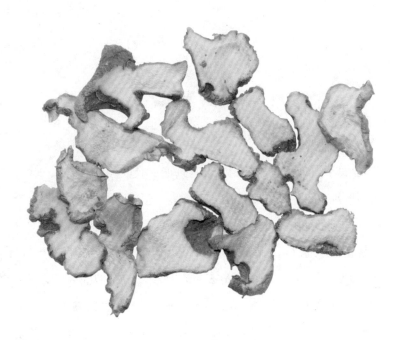

庞宪仔细看过去，只见它茎呈圆柱形，直立生长，并没有分枝，全株光滑无毛。周围桔梗高度不一，但都在50~80厘米。叶子没有柄，直接在茎上呈4~5枚轮生，叶片为线状披针形，前端尖，并稍有卷曲，叶面比较绿，而叶下则呈淡绿色。在叶子的腋部生有长1.5~2厘米的花梗，花梗在前端分成2枝，分别生一朵小白花。花是筒状的，前端分6裂，带一点儿绿白色，花的苞片很小，花中见光滑的花丝。

"师父，这就是黄精的花吗？这小白花真好看。"庞宪不由得赏起花来。

"为师可不是叫你过来欣赏花朵的，而是让你学着辨认黄精。你现在看到的只是它的植株与花朵，等这些花落了，它会结球形的浆果，果成熟之后变成黑色。入药的部分，则是它的根茎。春天或者秋天时，将根挖出来，清洗干净，放入沸水中煮透，晒干就可以入药了。"

"师父，那我现在就挖出根来看一下。"庞宪说着动起手来。很快，土中出现了一条肥大的横走根茎，肉质肥厚，颜色黄白，通体圆柱形，但略扁，表面带多个茎痕，而且有茎痕的地方明显变粗，但须根很少。

"师父，我现在知道什么是黄精了。"庞宪胸有成竹地说。

"恐怕没这么简单，除了这一个品种之外，还有囊丝黄精、热河黄精、滇黄精。黄精品种多样，你要了解的还有很多呢。"李时珍笑着说。

"怎么这么多呀，师父！我要怎么区分它们的不同呀？"庞宪一听，立刻嘟起了嘴。

"囊丝黄精与你现在看到的差不多，但叶子为革质，是椭圆形的，而且开花也稍早一些，在4—5月，果实成熟后为暗紫色。热河黄精又叫多花玉竹，顾名思义，虽然它的叶子和这种差不多，但花梗较长一些，一次会有4~10朵花开放。至于滇黄精，那就更容易分辨了，只看它结出的果实就可以分辨，因为它的果实成熟后是橙红色的。"

"哎呀，这黄精可真麻烦，为什么要分这么多种呢？"庞宪听

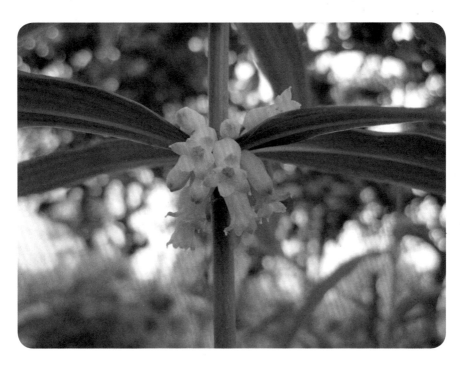

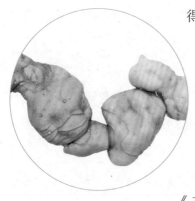

得头晕，不高兴了。

　　"你这孩子，真是小孩儿脾气！虽说它种类多，记起来难了些，但它可是既能治病又能食用的要药。你看《名医别录》的第一位，记录的就是黄精。它得坤土之精粹，被医家视为芝草之类，所以才叫黄精。

《五符经》里就说道：'黄精获天地之淳精，故名为戊己芝，是此义也。'不仅如此，将黄精九蒸九曝，可以代粮食食用，因此它又常被人称为救穷草。"李时珍细细为庞宪讲解黄精的知识。

　　"原来这黄精这么重要呀。可是，师父，它的药用价值是什么呢？"庞宪最关心药的功效，反正他又不想以黄精为食。

　　"黄精味甘，性平，能滋肾、润肺、补脾，可补诸虚，止寒热，填精髓，下三尸虫，《别录》中更说它'补中益气，除风湿，安五脏，久服轻身延年不饥'，因此，它对于阴虚肺燥、脾胃虚弱、脾阴不足、肾虚精亏、腰酸膝软、消渴多饮、干咳痰少之症都有治疗之效。"

　　"这么说来，黄精就是强身健体的宝贝呀！"庞宪不由得又看了几眼黄精的根茎。

　　"的确可以这样说。比如取黄精、枸杞子各等份，将其晒干研末，然后用白蜜调成泥状，再做成黄豆大小的药丸，每天以米汤送服五十丸，就能起到补虚、强肾、填精髓的功效。人体无虚，肾脏强壮，人自然就强壮了。"李时珍说。

　　"师父，黄精不应该叫救穷草，应该是救命草才对！"庞宪一语将李时珍给逗笑了，这个小徒弟真是顽皮又聪明啊。

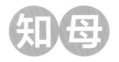 知母

——益气补不足的羊胡子草

师徒俩走着走着，李时珍突然在一丛杂草前停了下来，看了一会儿又摇摇头，继续往前走。庞宪感觉奇怪，便问："师父，您为什么对着杂草摇头呀？"

"没什么，师父想起来，这个时候应该也是知母开花的季节，可惜这一带很少见到，师父就没办法让你辨别这味药了。"

"知母？是水里的水母吗？"庞宪好像听父亲说过，水中有种东西叫水母，但知母这个名字还是第一次听说。

"知母是一种多年生的草本植物，又被称为蒜瓣子草，或者羊胡子草。它全株没有毛，叶子基生，丛出，叶片线形，长15~70厘米，质地较硬，基部鞘状。每年5—6月开花，花茎可高50~100厘

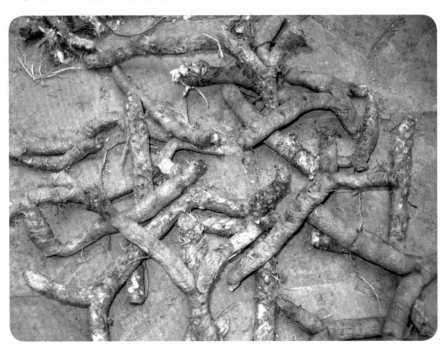

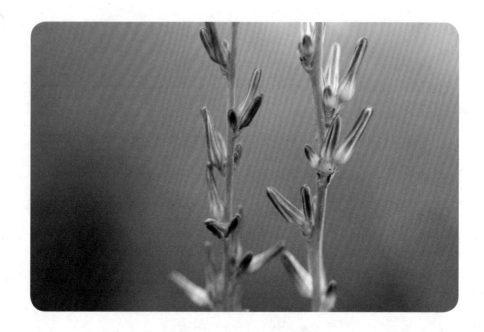

米，茎上长鳞片状的小苞叶，花序为穗状，花2~3朵簇生。花有6瓣，分成2轮，花瓣长圆形，花色淡绿，也有紫堇色的，但都带有3条淡紫色的纵脉。花落之后会结出长卵形的蒴果，成熟的果实可沿腹缝开裂，每室生有1~2颗三棱形的黑色种子。"看不到植物，李时珍只好细细描述给庞宪听。

"师父，是取它的种子入药吗？"庞宪认真地听后，问道。

"当然不是。知母的根茎横生于地面，表面生有很多黄褐色的纤维，一端还会生多而粗的须根。入药就要采这些根茎，在春、秋季将它们挖出来，然后将茎苗及须根去掉，保留黄褐色纤维，晒干，这就是毛知母了；如果在炮制前将根茎的栓皮都去掉，再晒干，这就被称为光知母。入药时，要拣肥润里白的使用，最好直接将它去毛，切片晾晒。"

"可它为什么叫知母呢？"庞宪觉得这药名有些奇怪。

"因为在它的宿根之旁，有初生的子根，形状如同虻状，所以称它为母，后来渐渐被人叫成了知母。"李时珍说。

"那它的药效是什么呢？能治什么病？"庞宪忙问。

　　"知母味苦，性寒，医书中说它'消渴热中、除邪气、肢体浮肿，下水，补不足，益气'，因此，胁下邪气、膈中恶、风汗内疸、肾气劳损、产后蓐劳、热厥头痛、下痢腰痛、子欲早产等症都可用知母治疗。"说完，李时珍忽然想起了什么，又道，"你还记得上次邻居张嫂生病的事吗？当时为师给了她一些小药丸，那药丸就是知母做的。"

　　"我知道，张婶好像是肚子疼，但吃了那个药丸就好了。师父，就是说知母能治肚子疼，对吧？"庞宪追问着。

　　"你张婶不是肚子疼，是孕期不足，有早产之象，所以才腹痛不止。师父用知母二两研成末，与蜜调和，做成豆粒大小的药丸，让她用米汤送服，每次20丸，这样她的病症就治好了。"

　　"怪不得叫知母，原来能让孩子了解母亲的想法啊。"庞宪一脸原来如此的神色，说道。

　　"你这机灵鬼，就你最聪明！没错，说的就是它安胎的作用。"李时珍无奈地笑起来，"不过，你要记住了，知母味苦寒，虽清肺、凉胃、泻肾火，但断不可给脾虚便溏的病人使用，否则会加重症状。"

　　"我记下了，师父。"庞宪认真地点了点头，两人才又朝山上走去。

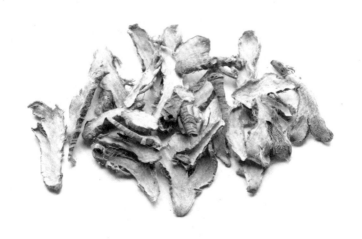

肉苁蓉

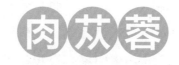

——补而不峻的黑司命

昨天在山上奔走了一整天，庞宪早早就睡了，结果一觉睡到天大亮。早上庞宪从床上起来，发现师父的儿子建元早上学去了，他赶紧洗漱一下去了药堂。

"起来了？吃了饭没有？"李时珍正给一位病人抓药，看到一脸睡意的庞宪便问。

"师父，我起晚了，今天不吃早饭了。"庞宪不好意思地说。

"那可不行，不吃早饭怎么有精神呢，快去吃了再来。"李时珍正色道。

庞宪只好去厨房喝了碗粥，才回到药堂。这时病人已经很多了，他马上开始给病人按方抓药。师徒俩忙到正午，好不容易才有

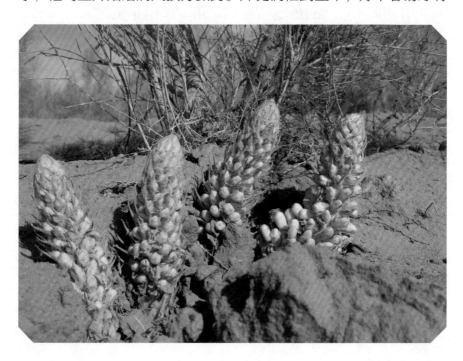

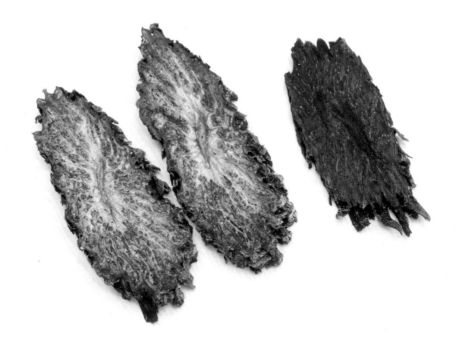

了一点空闲。

"师父，以后我们要多上山，常锻炼才行，不然身体都不好用了。您看您的脸色就不如昨天好。"庞宪打扫着卫生，对师父建议道。

"那我们晚上可以吃点药膳补一补，你觉得吃什么比较好呢？"李时珍看着徒弟小大人的样子，觉得好玩，便笑着问他。

"师父，您吃一点人参吧。那不是最好的补益之药吗？"庞宪立刻就想到了人参的妙用。

"那可不行，人参价高又难得，还是留着给有需要的病人用吧。"李时珍说着，一转眼看到了药柜抽屉上的"肉苁蓉"三个字，眼前一亮，"这味药就很适合入食呀。"

"师父，您是说肉苁蓉吗？"庞宪顺着师父的目光也看到了这味药，马上问道，"这不是治疗筋骨无力、肠燥便秘的药吗？我们又没有这种毛病。"

"你只知其一，不知其二。肉苁蓉补而不峻，所以才有从容之名。从容是什么？就是和缓之貌呀。我们腰膝酸软、精力不足、面色无光，不正需要这样的从容之貌吗？"李时珍循循善诱道，"不仅如此，肉苁蓉味甘，性微温，入肾、大肠经，对阳痿、不孕、腰膝酸软、血崩、阳事不兴等症都有治疗作用。医家有言，肉苁蓉'益髓，悦颜色，延年，大补壮阳、日御过倍'。"

"师父，原来肉苁蓉不但能治病，还能补益虚劳啊！"庞宪说着打开抽屉，拿了几块出来仔细观察。只见肉苁蓉呈棕褐色，表面覆瓦状排列着肉质鳞叶，质量较重，同时稍硬，并不易折断。断面处是棕褐色的，带有淡棕色的点状维管束，呈波状环纹排列。庞宪闻了一下："师父，它有点苦味，但又带点甜味。"

"宪儿，你知道肉苁蓉生长在野外时是什么样子吗？"李时珍乘机引导庞宪来了解这味中药。

"师父，我又没看到过，怎么会知道它长什么样子呢？"庞宪噘着小嘴。

"那师父讲给你听，你可要记仔细了。"李时珍放下手中的药方，"肉苁蓉又名黑司命，为多年生寄生草本植物，它高15~40厘米，茎的肉质非常肥厚，通体圆柱状，颜色发黄，没有分枝，偶

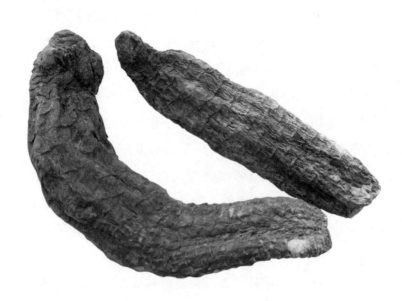

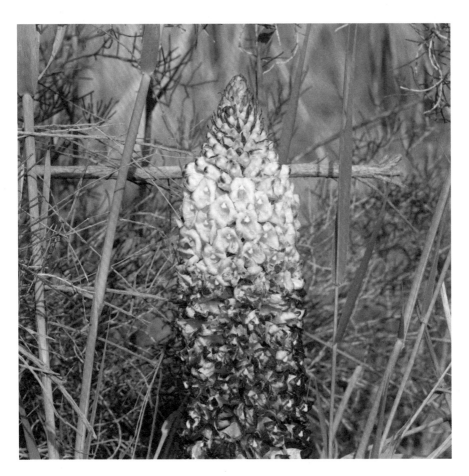

尔可在基部出2~3个小枝。茎表有多数肉质鳞片状的叶子，颜色褐色，呈覆瓦状。一般茎下部的鳞片叶密集，而上端则疏松一些。它会在每年的5—6月开花，花序为圆柱形的穗状，花朵簇生，花朵基部可见1~2个火苞片，花萼如同钟形，可分5个浅裂，花冠为管状钟形，同样分5裂，为紫色，但管部是白色的。花落之后，结椭圆形的蒴果，成熟后可自然2裂，里面有多颗种子。"

"师父，这肉苁蓉好像鹿角，不过它会开花，鹿角不开花。"庞宪歪着头说道。

"确实有一点像，不过，肉苁蓉也分多个类别。有一种可以长到1米高，但花是黄色的，花萼分裂处有细圆齿，人们通常叫它苁蓉；还有一种鳞片叶呈卵状披针形，花序是圆柱形的，苞片处有绵毛，在花瓣的边缘也有细毛，人们将这种称为迷肉苁蓉。它们之间有一定的区别，你要记住才行。"

"那我们到底要怎么用它做药膳呢？"庞宪早上只吃了一碗粥，这会儿早饿得肚子咕咕叫了，遂问起它的食法。

"说它是药膳，其实也是验方之一，比如身体劳伤、精败面黑的人，吃这个方子就最好。"李时珍卖起关子来。

"师父，那到底要怎么做嘛！"庞宪急得抓耳挠腮。

"这还不简单，买一点羊肉，细细地剁成末，加四两肉苁蓉煮至软烂，加盐等调味料即可，与粥同食，每天空腹食用，就可强身健体了。"李时珍看着小徒弟着急的样子，忍不住笑出声来。

#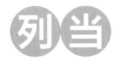

——补肾助阳的草苁蓉

下午，李时珍正在午休，庞宪则坐在药堂看书。这时外面走进一个与庞宪差不多年纪的孩子，一进门就问："宪哥哥，李大夫呢？"

庞宪一看，原来是北县药局王老板的儿子王天宝，他马上起身迎道："天宝，你怎么来了？"

"我爹让我给李大夫送点好东西来。我爹说这种草药叫列当，现在销得可好了，他特意给李大夫留了一袋。"说着，天宝将一个小布袋放到药柜上。

庞宪好奇地解开袋子，里面是一小捆一小捆的草。它的茎比较粗壮，颜色黄褐色，株被有明显的白色绒毛，而且带纵皱缩纹，茎顶膨大，鳞叶黄棕色，花序则呈暗黄褐色，还有微微的苦味。

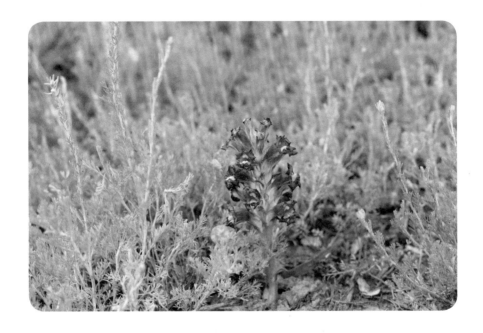

"这就是列当吗？我还是第一次看到呢。"庞宪拿出一捆药草，反复端详。

"你不认识列当呀？我可以告诉你它长什么样子。"天宝马上神气起来，"这是一种一年生的寄生草本植物，一般高15~40厘米；根茎比较肥，是肉质的，地面茎粗而单一；叶片互生，鳞片状披针形。每年5—7月开花，花序为穗状，生于茎顶；花朵蓝紫色，密集开放；花萼5深裂，披针形；花冠下部呈筒形，上部稍有弯曲，有2唇，上唇宽，下唇分3裂。会结椭圆形的蒴果，里面有很多粒种子。"

天宝说得面面俱到，庞宪不禁佩服起来："天宝，你都是和谁学的呀？居然知道这么多！"

"当然是我爹呀，他经常带我上山去认草药。对了，我告诉你的是紫花列当，还有一种叫黄花列当。它的其他部分与紫花列当差不多，只不过开黄白色的花，而且，黄花列当也比紫花列当要矮一些，只能长10~15厘米高。"天宝说得起劲，颇有点如数家珍的意思。

"可是这列当有什么功效呢？为什么那么多人要买呢？"庞宪突然问。

"这个……"天宝被问住了，他也不知道列当的功效是什么。

"你们两个聊什么呢，这么热闹？"这时李时珍从后门走了进来。

"师父，天宝给我们送列当来了，可是这列当是做什么用的呢？我们两个都不知道。"庞宪马上说。

"哦，原来是列当呀，我这段时间正好想去采购一些呢。"李时珍看了看那些药，边满意地点着头，边向两个孩子解释道，

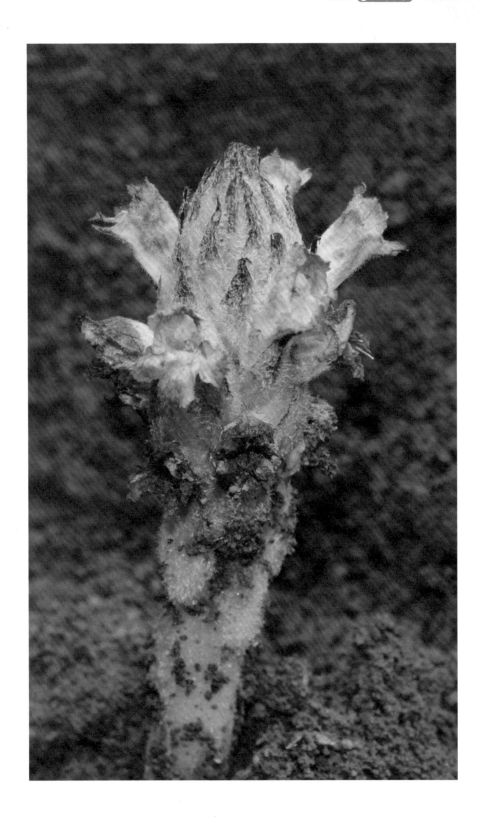

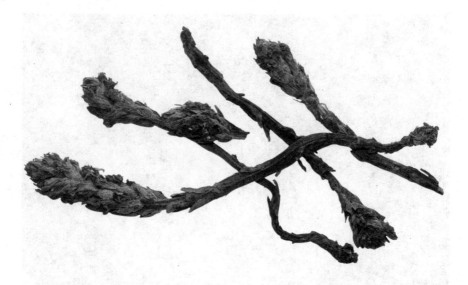

"列当又名草苁蓉，其味甘，性温，补益之效堪比肉苁蓉。《开宝本草》记载它'主男子五劳七伤，补腰肾，令人有子，去风血'，所以，列当有补肾助阳之效，对肾虚引起的腰膝冷痛、遗精以及小儿腹泻、肠炎、痢疾都有很好的治疗作用。"

"原来它是补肾的专用药呀。"庞宪看一眼天宝，意味深长地点了点头。

"李伯伯，我爹说这些列当给您用，顺便还让我问一下，他能不能用这种药泡酒喝？"天宝问李时珍。

李时珍想了想，王老板一直有肾寒腰痛的毛病，这个药对他显然很有帮助，便说："天宝，回去告诉你爹，取五两列当，泡进二斤白酒中，隔水炖半个小时，每天晚饭后喝一杯，这样他腰痛的毛病很快就会好的。"

"我记住了，那我现在回去告诉爹爹。"天宝行过礼，对庞宪摆摆手，飞快地跑走了。

#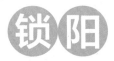

——补肾阳、益精血的地毛球

　　天宝早走得不见踪影了，庞宪还在那里思索着，口中念念有词："原来列当是补肾助阳的，所以很多人会买回家去泡酒……"

　　"宪儿，你嘟囔什么呢？快把这些列当放起来。"李时珍说。

　　"师父，只有列当才是补肾助阳的吗？大家为什么都要买这一种药材呢？这样不是就把药价抬高了吗？"庞宪不解地问。

　　"宪儿都知道变通用药了，不错！"李时珍笑了起来，"确实，补肾助阳的药可不在少数，之所以现在列当热卖，其实还是药商宣传所致。事实上其他药也一样可以有这些功效，比如

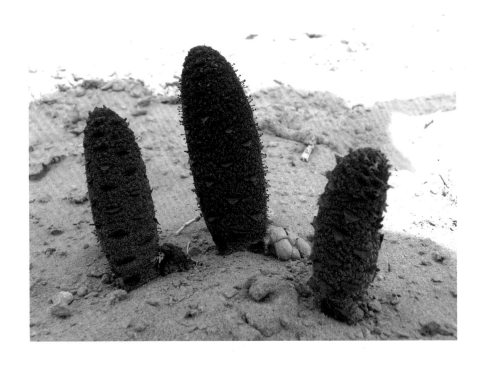

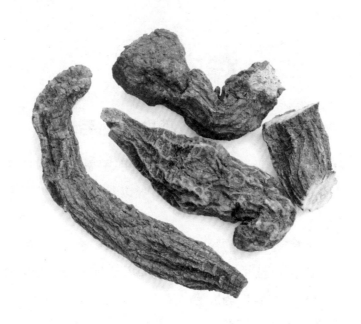

说……"李时珍回头看了一眼药柜，指着一个抽屉说，"比如锁阳，就是上好的补肾阳、益精血的药。"

"锁阳？只听这名字就知道它补肾功效强大了。"庞宪也上前去打开抽屉看，锁阳也是全草入药，只不过都被切成了小段，茎为扁圆状，表面红棕色，有皱缩，带粗大的纵沟和不规则凹陷，有的甚至能看到三角形的鳞片，有些则带着部分花序。庞宪拿起一小段，发现断面有颗粒状物质，气味微香中还带点苦涩。

"师父，锁阳在哪里生长的呢？长什么样呀？"庞宪问。

"锁阳出肃州，陶宗仪在《辍耕录》中说：'锁阳，生鞑靼田地，野马或与蛟龙遗精入地，久之发起如笋，上丰下俭，鳞次栉比，筋脉连络，绝类男阳，即肉苁蓉之类。'不过，这只是他一家之言，所谓野马、蛟龙遗精入地之说不实，它应该是与列当等类相同，寄生而长。"李时珍耐心地说着，"它为多年生的肉质寄生草本植物，人们也叫它地毛球，或者锈铁锤。它适宜在沙地生长，地下茎粗短，有多个瘤状突起根，地上茎则高20~100厘米，颜色暗紫红，生有鳞片状叶子，呈卵圆形或者三角形。每年6—7月开花，花序顶生，穗状，花朵为肉质花，杂性生长，颜色暗紫，带有香气。花落之后，会结球形的小坚果，外皮呈深色的硬壳状。"

"它的主要功效就是补肾，对吗？"庞宪又问。

"不止这些。锁阳味甘，性温，归脾、肾、大肠经，所以它还能对脾、大肠有所助益，不但补肾阳、益精血，更能利大便，润燥养筋，对阳痿滑精、腰膝酸软、肠燥便秘、气弱阴虚之症都可治疗。古书中说过，对一些虚弱导致的大便燥结者，用它煮粥吃，比吃肉苁蓉还要好呢。"李时珍将锁阳的功效一一讲给庞宪听。

"师父，是不是普通人在大便干燥时，就可以直接用它煎服？"庞宪一点就通，马上联想到了验方的运用。

"嗯，可以是可以，但一定要是阴虚便秘的人才行。如果大便并不干燥，却仍不易方便的人，就不能用这个方子了。一般老

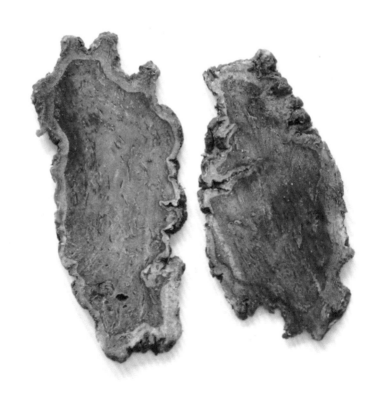

年人气弱阴虚者多，往往会大便燥结，这时就可以取锁阳、桑椹子各五钱，加适量水煎成浓汁，调入白蜜，分两次服下，马上就能解决问题了。"李时珍说得非常仔细，就是怕庞宪随便乱用验方而忘了药的禁忌。

"师父，我知道了。我觉得还是锁阳更好一些，我们不采购列当了，直接用锁阳吧。"庞宪提议道。

"你这孩子，凡事不能太过偏激。虽然锁阳与列当有共同的效用，但却并不意味着一种药可以取代另一种药，因为它们总有自己最好的地方，所谓尺有所短寸有所长，就是这个意思了。"李时珍摇着头笑起来。

#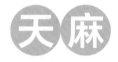

——定惊息风的镇静药

　　天色已经黑了，可是去私塾上课的建元还没有回家，全家人都坐在堂屋里着急地等候着。唯有李时珍不慌不忙，说："急什么？说不定又去哪里玩耍，忘了回家罢了。"

　　"师父，要不我出去找一找吧。"庞宪与建元关系最要好，所以请求道。

　　"不用，他一会儿就会回来的。"李时珍淡定地说。

　　就在全家人心急如焚的时候，建元一头汗水跑了进来，一看大家都在堂屋，就知道自己令家人担心了，马上小心地给祖父、祖母、父亲、母亲行礼，然后才小声说："我回来了。"

　　"元儿，你去哪里了？天都这么黑了，如果发生危险可怎么办？"李时珍的母亲揽过孩子，不禁责备道。

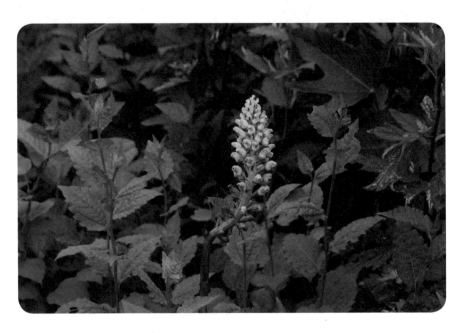

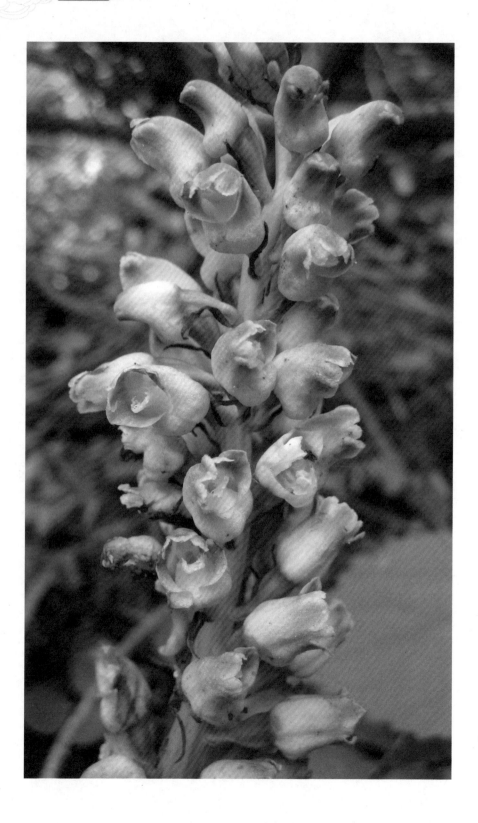

"说，你又去哪里疯玩了？我让你去念书，难道连不让父母亲友担忧的道理也没学到吗？"李时珍沉声说。

"爹，我没去玩。放学的时候我与同学从山间穿回来，发现了一种药材，但很难挖，我用了很长时间挖它，所以才回来晚了。"建元有些委屈地解释着，说完从书包里拿出一块带有环节的圆柱形肥厚根茎，直接递到李时珍的面前，"爹，你说这是药材吗？我看着像。"

庞宪眼尖，一眼就看清楚了，这根茎肉质，长圆形，虽然带着泥土，但显出黄棕色的皮，断面则是白的，很平。

"天麻？你是在哪里挖到的？"李时珍当然一眼就认出来了，马上问。

"就在私塾东边，那边有一段山路。我开始看它的茎直立生长，颜色黄赤，如同鳞片状的叶子，还呈膜质，觉得挺特别，就试着往下挖了一下，没想到它有这么大的根。"建元一见父亲不生气了，马上来了精神，"而且，我觉得这个根肯定还没长大，因为它还开着花呢。花序是总状，长10~30厘米，与茎的颜色相

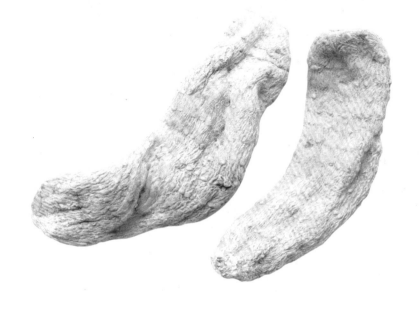

似，花苞片也有膜质，是线状长椭圆形的，但花被有点歪，像一个壶嘴状，口部斜形，呈三角形，唇瓣比较高，分成3裂。"

"你看得倒是仔细，可为什么不知道它是天麻呢？"李时珍被儿子气笑了。这个孩子像自己，从小就对药材感兴趣，不过，父亲可不希望孩子们也学医，所以，他只收了庞宪做徒弟，让自己的孩子去上学，希望他们将来去考科举走仕途，这是父亲长久的心愿。

"因为我没见过天麻呀，但我觉得它和您用的药材很像，所以就挖回来给您看一下。"建元说。

"建元，那里还有吗？明天带我去挖。"一边的庞宪早忍不住了。

"应该还有。今天我没工具，所以不好挖。你明天要带个药铲才行。"两个人竟开始商量着明天去挖天麻了。

"胡闹！天麻要到秋末采挖才好，你们现在都挖出来不是浪费了吗？建元只看到了它的花，要知道，它也是会结果实的。它会长一个倒卵形的蒴果，成熟后，里面会有很多细小的粉末状种子。"李时珍马上制止了两个孩子。

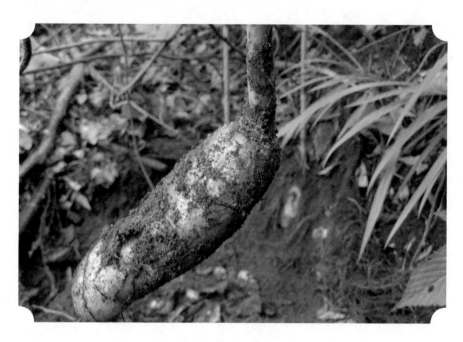

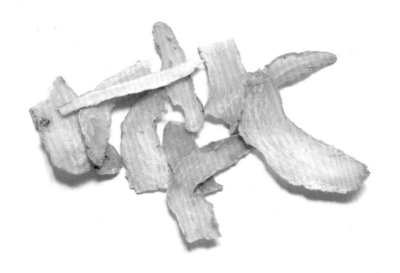

"师父，天麻有什么功效？可以治什么病呢？"庞宪见师父不让挖，只好问问与它有关的其他问题。

"天麻味甘，性平，归肝经，是上好的定惊、息风、止痉之药，而且能够清风化痰、清利头目、宽胸利膈，对于小儿惊风、癫痫抽搐、肢体麻木、头痛眩晕、半身不遂都有治疗作用。《药性论》中就记载它'治冷气顽痹，瘫缓不遂，语多恍惚，多惊失志'，可见天麻功效巨大。"

"我知道了，原来天麻就是让人安静的，所以是一味镇静药。"建元马上说道。

"对呀，原来它是专门让人安静下来的药。"庞宪也笑起来，"师父，这种药是直接嚼服呢，还是煎汁用？"

"那要看如何入药了，如果与其他药同用，比如治疗风痹之症，就要灸干、煨熟，然后浸酒使用；但如果是偏头疼、面目浮肿，就可以取半两天麻，二两芎䓖，一起研成末，加白蜜制丸，每日饭后吃一粒就可以了。"

"好了，不要说天麻了，该吃晚饭了。"李言闻在一边看到孩子们对药物如此感兴趣，虽然很高兴，但又怕因此影响孙子考取功名的决心，于是忙将话题转移，带着大家吃晚饭去了。

术

——健脾益气的苍术、白术

"术有两种：白术，叶大有毛而作桠，根甜而少膏，可作丸、散用；赤术，叶细无桠，根小苦而多膏，可作煎用。东境术大而无气烈，不任用……"这天下午病人不多，庞宪拿着《名医别录》读得认真，可读着读着突然没了声音。

"怎么不读了？"一旁的李时珍问道。

"师父，术原来是有两种的呀？那它们有什么不同呢？您能给我仔细说说吗？要不我会弄不明白的。"庞宪皱着眉，俨然一个小学究的样子。

"其实，古方二术是通用的，后来才被人们分成白术与苍术两种，也就是陶弘景所说的白术、赤术。"李时珍笑起来，"如果你想都了解一下的话，师父倒是可以给你讲讲它们的不同。"

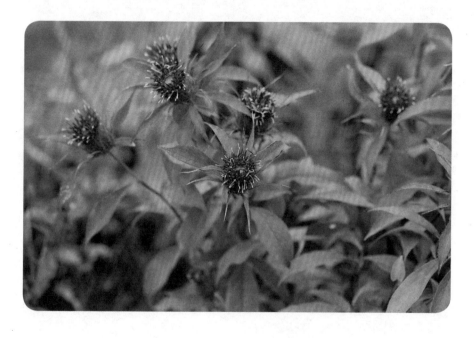

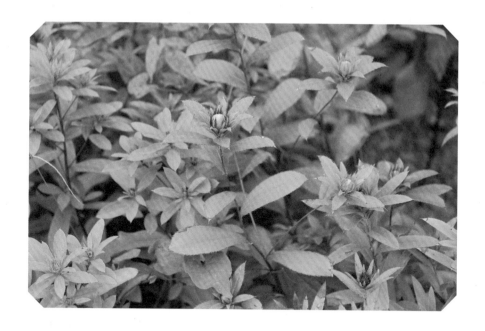

　　"您快给我讲讲！我就爱听师父讲，比自己看书可有趣多了。"庞宪立刻凑近师父，准备认真听讲。

　　"白术又叫于术，或者冬术，它是一种多年生的草本植物，高30~80厘米。它的根茎较粗大，如同拳形，地面茎直立生长，上部分枝，单叶互生，茎下部的叶子有柄，叶片3深裂，中间一裂最大，呈椭圆形，两侧的则小，为卵状披针形。茎上部的叶子叶柄极短，而且叶子也不分裂，只是前端尖，基部渐狭，叶缘有齿。"李时珍顿一顿，又接着说，"白术9—10月才开花，花序头状，顶生，总苞为钟状，总苞片有7~8列，呈覆瓦状排列。花多数，生于花托上，花冠如同管状，下端细，颜色是黄的，前端分5裂，呈披针形。等到冬天时，可以将它的根茎挖出，然后清洗干净，晒干，去掉须根就能入药使用了。"

　　"那另一种术呢？长得是一样的吗？"庞宪又问。

　　"另一种被陶弘景称为赤术，其实就是我们常说的苍术。不过，它又分南苍术和北苍术两种，也就是南北方地区的不同叫法。"李时珍喝了口茶，润一下嗓子，接着说，"南苍术与白术高矮相差不多，而且长得很相似，只不过它的花序没有梗，而总苞片为6~8层，带有膜质，背面绿色，边缘带紫色，有细毛。花期也比白术要早，每年8—10月都会开花，多见于江浙以及我们所在的地区。"

"那北苍术就是生活在北方的吗？它长什么样呢？"

"北苍术多生于东北、西北一带，比南苍术要矮一些，30~50厘米的样子，叶片多有缺刻，而且茎上部的叶子多分3~5羽裂。花序总苞片只有5~6层，颜色是白的，每年7—8月开花。"李时珍将几种术的特征详细告诉庞宪。

"那它们的功效都一样吗？"庞宪接着问。

"白术味苦、甘，性温，归脾、胃经，健脾益气、燥湿利水、止汗安胎明显，对于脾虚食少、腹胀泄泻、水肿自汗、胎动不安的人比较适合，因此人们说白术健脾、和胃、安胎。苍术则味辛、苦，性温，归脾、胃、肝经，所以，它不但健脾、燥湿，而且还能明目、散寒，对风湿、水肿、风寒感冒、脘腹胀满功效显著。"

"师父，这可麻烦了，要用验方还得注意区分术的使用才

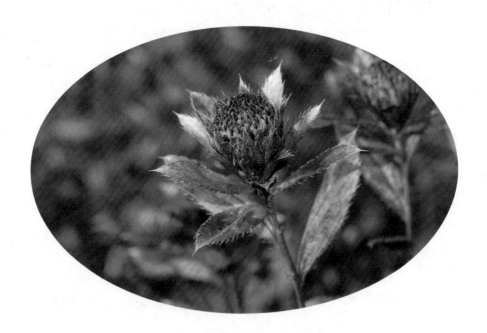

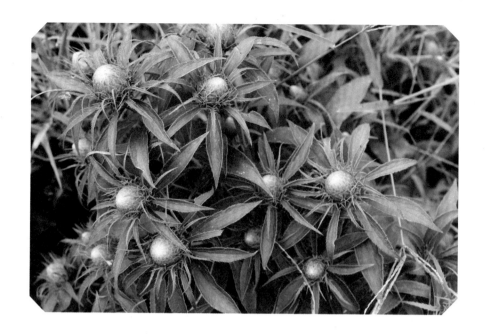

行。"庞宪皱起眉来。

"那是自然。其实，不管什么药都要分类，视情况而定，任何时候都不能单一地看待其效用。比如说脾虚泄泻的病人，应该用白术，但如果是腹中虚冷的人，则应该用苍术，这就是不同了。"李时珍耐心教导着徒弟。

"师父，如果是脾虚泄泻，要用什么方子呢？"庞宪追问道。

"可取白术五钱，白芍一两，与熟肉豆蔻一起捣成末，加蜜制成豆粒大小的药丸，每天饭前用米汤送服三十丸，一天三次，可以大大改善症状。当然，如果是腹中虚冷，则可以将炒好的苍术、神曲研成末，用蜜调成丸药，每日饭前服用三十丸，就很管用。如果寒重，加入三两干姜更好。"

"真是太神奇了，原本一味药，却能治不同的病，看来我还得好好学才行啊。"庞宪听完，不出地感慨起来。

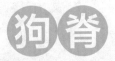 狗脊

——补而能走的金毛狮子

今天李言闻在药堂给人看病，李时珍有了空闲，便带着庞宪一起到山上去走走。一边走，庞宪一边说："师父，假如天天都可以上山就好了，这样用不了多久，我肯定能把所有的药材都认出来。"

"每天都上山肯定不行，不过，以后师父会尽量带你出来透透气，不然你也会变得跟师父一样老态龙钟了。"李时珍打趣着说。

"师父才不老呢，就是身体有些瘦弱，要好好补一下才行。"庞宪正说着，脚下一滑，只听他"哎哟"一声，人就滑到山路边的小沟里去了。

李时珍连忙伸出手："快，抓住师父的手。"却迟迟不见庞宪伸手出来，反而听见他惊叫道："呀，师父！这里有只小狮子！"

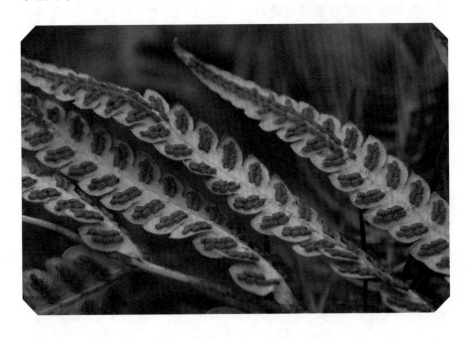

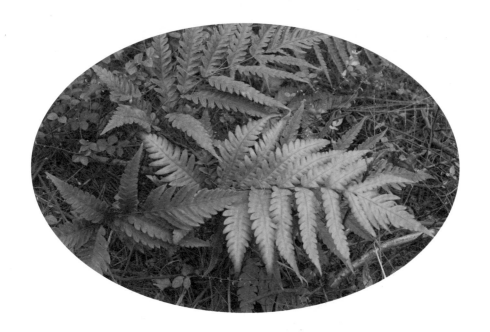

"什么？小狮子？"李时珍一头雾水，这边山虽然高，可从没听说过有大型动物，连忙说，"你快上来。"

庞宪却不肯上来，竟坐在沟里仔细看起来，嘴里念叨着："师父，原来是假的呀。可它跟狮子长得太像了。"

李时珍被徒弟说得也好奇起来，于是探下身子，往沟里看去，才发现原来庞宪发现的是狗脊，又名金毛狮子，是一种多年生的蕨科植物。

"你呀，真是顽皮！这明明是一味药材，却被你说成了凶猛的动物，把为师吓了一跳。"

"这也是药材吗？怎么用呀？"庞宪更好奇了。

"它叫狗脊，又名金毛狮子，或者金毛狗。可分两种，一种根是黑色的，如同狗脊骨，所以叫狗脊；还有一种如狗形，有金黄毛，常被人叫金毛狗。不过，这两种都是狗脊，都可入药，只要在秋冬时将它挖出来，将硬根、叶柄、绒毛去掉，切成厚片晒干，就是生狗脊片了。但如果先蒸至六七成干，然后再晒干，则是熟狗脊片。"李时珍看那片狗脊很多，而且长得都很好，不由心动起来。

"原来真的是药材，我要好好观察一下它的特征。"庞宪说着，趴在地上仔细清理根部的土，"师父，它的根是平卧生长的，短而粗壮，有点木质的样子，皮表颜色棕黄，有金色光泽的长柔毛。不过，叶子很多，丛生呈冠状，叶柄也很粗，是褐色的，基部也有金黄色的柔毛，还带着狭长的披针形鳞片呢。叶子是卵圆形的，为3回羽状分裂。它下部的羽片披针形，全裂，上部的则为线状，叶子亚革质，上面暗绿，下面粉灰。咦，它什么时候开花呀？并没有看到它的花序呀。"

"哈哈，狗脊是不会开花的。"庞宪还是个孩子，爱看花儿，李时珍被他逗得笑起来。

"不开花？那怎么传播种子呀？"庞宪一头雾水。

"你看它的叶下，在侧脉顶上有孢子囊群生长，每个裂片上都有2~12枚的样子。这些囊群如同双唇状，颜色棕褐色，狗脊传播就靠这些孢子了。"李时珍指给庞宪看。

"原来是这样。师父，这狗脊有什么功效？能治什么病呢？"庞

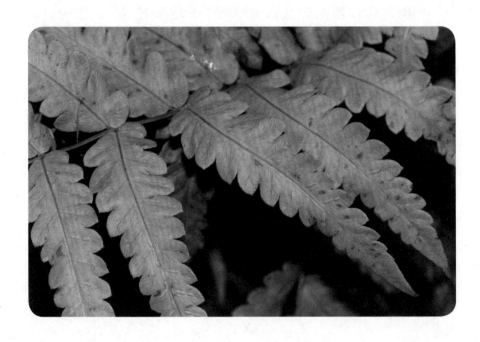

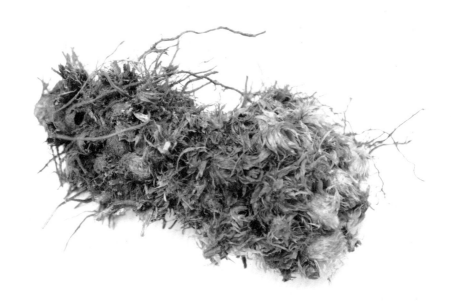

宪摸着狗脊，又问道。

"狗脊味苦、甘，性温，归肝、肾、心、膀胱经。《本草经疏》记载狗脊'苦能燥湿，甘能益血，温能养气，是补而能走之药也'。所以，用它强肝肾、健骨、治风虚是非常好的。而且，陶弘景在《别录》中说它可'疗失溺不节，男子脚弱腰痛，风邪淋露，少气目暗，坚脊，利俯仰，女子伤中，关节重'，因此，大凡是肾虚腰痛、脊强、足膝酸软、风湿痹痛、尿频、遗精等症，都可以用它治疗。"

"这么说，狗脊应该是一味男性专用药才对！"庞宪马上得出了结论。

"那可不对，女性也可能肾虚呀，而且还会冲任虚寒，导致月经不调、白带过多。这时用狗脊、白蔹各一两，鹿茸二两，研成末，取艾叶与醋煎汁，与糯米糊、药粉一起调成药丸，每天用温酒送服五十丸，很快就能治愈。"李时珍说着，拉庞宪起来。

"师父，我们为什么不把它挖回家去呢？"

"这个时候不合适，等到秋天之后再来挖，不然就浪费了好药材啦。"说着，师徒俩从小沟爬上来，又朝山上走去。

贯众

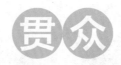

——专调妇人血气的凤尾

临近中午，师徒二人在树下乘凉。庞宪又闲不住了，问道："师父，我发现树下是长蕨类植物最多的地方，这是因为这里凉快吗？"

"应该是吧。蕨类植物多寄生，而且不耐太阳直射，自然要找个遮阳、凉湿的地方。"李时珍靠在树边，感觉腰腿酸痛。

"师父，有没有什么蕨类植物长得像狗脊那样奇怪的？您再给我讲一种吧。"庞宪都迷上这种植物了。

李时珍想了想，问徒弟："你听说过贯众吗？"

"贯众？是用来清热解毒的吗？我记得有一次，药堂有个病人牙肉肿了，而且都化脓了，师父就让他用贯众、黄连各半两，与

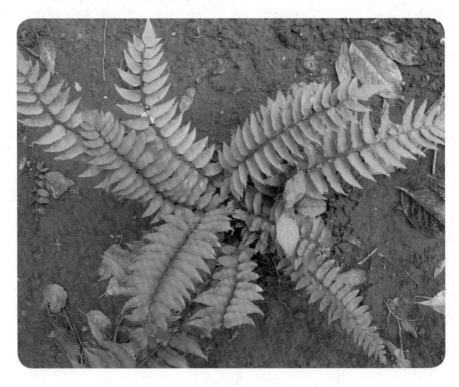

少许冰片煎成水，反复漱口，一天多次，就好了。"庞宪仔细回忆着。

"对，那是出自《积德堂方》中的验方。这张药方里用到的贯众就是一种蕨类植物，不过，它不只是能清热解毒这么简单，其味苦、涩，性微寒，有小毒，归肝、胃经。不但能清热、解毒，而且能杀虫、凉血，还可治风热感冒、温热斑疹，吐血、衄血、便血以及各种虫症。最主要的是，贯众大治妇人血气，根汁可制三黄，化五金，伏钟乳，结砂制汞，且能解毒软坚。"李时珍说得非常全面，庞宪已经听呆了。

"这么厉害呀！我以为贯众就是一种树根呢，没想到是蕨类植物呀。"

"是蕨类不假，是根也不假。它为多年生草本植物，高50~100厘米，地下根茎多斜生，块状，粗大、坚硬，长有很多须根，而且还生有锈色的大形鳞片，鳞片有的披针形，有的线形。虽然地下茎不好看，可地上部分却很好看，其叶茎如凤尾，叶片簇生于顶端，叶柄长10~25厘米，基部密生条形或者钻形狭鳞片，叶片革质，倒披针形。叶中为2回羽状全裂，羽片长10~15厘米，

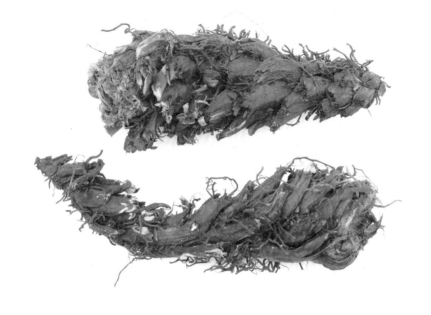

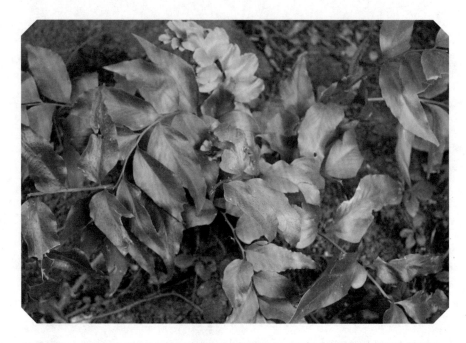

长圆形，几乎全缘，两面都有锈色鳞片。叶片下面是淡绿色的，中部以上的羽片上有孢子囊群分布，每个裂片上2~4对，囊群如肾圆形，颜色棕色。"李时珍四下看了看，可惜没找到相近的植物，只好继续说，"因此，这种植物被人们称为凤尾，而贯众则是对其根的称呼。你只要记住，其根曲而有尖嘴，黑须丛簇，亦似狗脊根而大，状如伏鸱就可以了。"

"哦，师父，我想起来了。《集简方》中有一个方子，说用凤尾草的根煎酒服用，可以治疗血痢，那说的就是贯众吧？"庞宪马上问。

"对，就是指贯众了，这是陈吉言所传的方子。他说取凤尾草根五钱，与酒煎服，可治血痢不止，而且真的很有效。"李时珍听完不由得笑了起来，这个小徒弟不白教，一点就通，而且记忆力非常好。

"师父，您歇一会儿，我去周围看一看就回来。"庞宪看出师父累了，便准备自己到别处去转转。

"不要走远。"李时珍叮嘱着，闭上了眼睛。

巴戟天

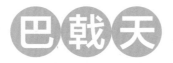

——治虚羸，补五劳的鸡眼藤

阳光已经变得不再那么毒辣，山林间的小鸟也开始活跃起来，李时珍经过刚刚的休息，现在全身轻松，感觉力气又回来了。于是，他对庞宪说："山中樵夫的生活是最美好的，每日既能欣赏美景，又可见识百草，虽然奔波苦了些，但总有值得期待之事物。"

"师父您还是想想就好了。您忘了我们前街的孙大爷？他天天靠打柴为生，整个人憔悴得很，明明六十岁不到，看上去却像八十岁的，他自己都说恐怕活不了几年了。"庞宪一边走一边作大人样子反驳师父。

"那是很多打柴人一生只认木柴而不懂百草之故。山中宝贝众多，若能认识一二味药草，还愁身体调理不好吗？孙大爷就是积劳成疾，导致五劳七伤，才虚羸不堪的。我听人说，山暖之谷常有巴

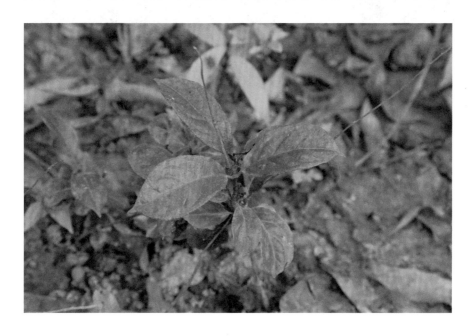

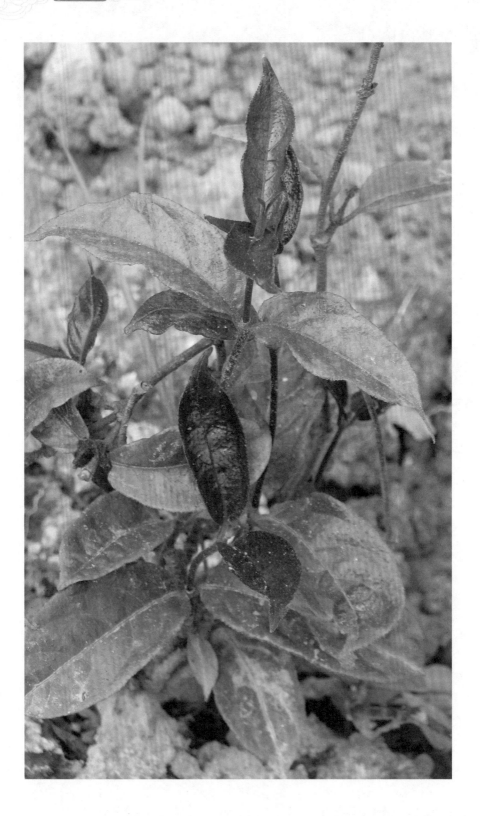

戟天，他若能采一些回去，与其他药泡成酒每日饮用，远不至于如此衰老啊。"

"也对，山上到处都是宝呢。"庞宪马上联想到了灵芝、人参之类的宝贝，"师父，您说的巴戟天是什么药？比人参还好吗？"

"你呀，人参岂是那么容易得的？想要常用常食，还是以多见的药材为好。巴戟天是一种攀缘藤本植物，它味辛、甘，性微温，归肝、肾经，其补肾阳、强筋骨、祛风湿功效了得。《神农本草经》中说它'主大风邪气，阴痿不起，强筋骨，安五脏，补中增志益气'，而陶弘景则认为巴戟天能'下气，补五劳，益精'，孙思邈又将其看成'治

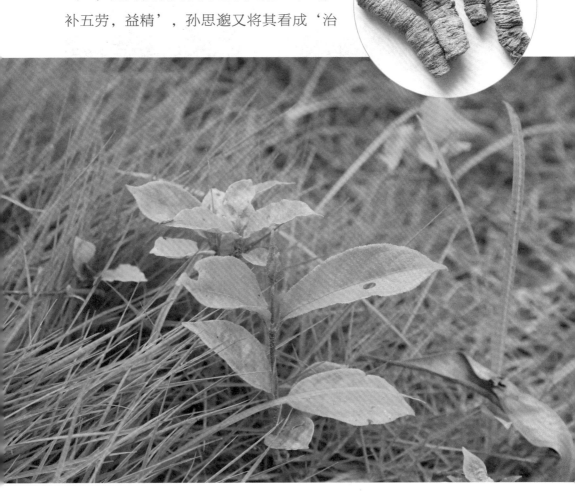

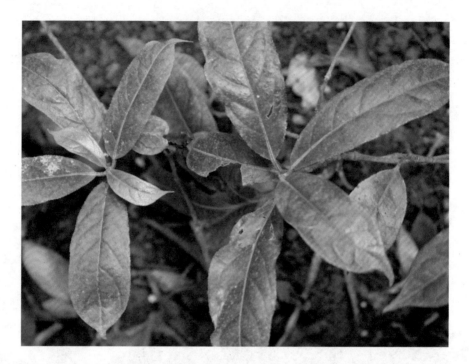

虚羸，五劳七伤百病'之药。因此，医家对小腹冷痛、风湿痹痛、筋骨痿软、阳痿遗精、宫冷不孕、五劳七伤等症都用巴戟天治疗，你说适不适合孙大爷服用呢？"

"哇，原来这么好呀！师父，像孙大爷这样五劳七伤所累积的虚羸之症，要怎么使用巴戟天呢？回头我告诉他一声，说不定能帮到他呢。"庞宪热心地问。

"这个简单。取巴戟天、生牛膝各等份，以适量酒浸泡，然后将药渣除掉，每日饮三次，每次一小杯，常喝身体就会好起来的。"李时珍忍不住笑起来，庞宪虽然年纪小，但是个天性善良、乐于助人的好孩子。

"可是，这巴戟天到底长什么样子呀？我也不知道如何将它炮制入药。"庞宪突然想到这个重要的问题。

"巴戟天又名鸡眼藤，或者兔仔肠，其根茎肉质，肥厚，圆柱形，但略有弯曲，支根有些念珠状，新鲜时外皮是白的，干了会变成暗褐色，表面有条纹，断面呈紫红色。地上茎也有纵条棱，初生茎长有粗毛，老茎表面粗糙。叶片对生，长椭圆形，全缘，叶下中脉生有粗毛。它每年4—5月开花，花序头状，常2~10朵小花簇生于枝顶。花萼为倒圆锥状，前端有不规则的锯齿，花冠则为白色，呈肉质，常分4个深裂生长。花落之后结球形浆果，成熟可变成红色，在顶端还有宿存萼管。"李时珍详细地介绍道。

"师父，是用它的根入药，还是用种子呢？"庞宪追问。

"当然是用根，而且这种根全年都可以采集，只要挖出来洗干净，将须根除净，晒到六七成干，再敲扁就可以入药了。"

"我知道了，师父。我们现在就去看看有没有巴戟天，有的话我马上就挖一点回去。"庞宪一下来了精神，用力朝山上爬去。

#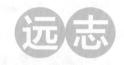

——益智强志的小·鸡腿

走了好远的路，庞宪都没有发现巴戟天的影子，他沮丧地坐在路边，叹着气说："师父，想找味药太难了，我都要累趴下了。"

李时珍笑起来："采药也好，砍柴也罢，都要保持一种平和的心态，像你这样赛跑一样地爬山，怎么可能不累呢？"

"师父，看来今天是没办法找到巴戟天了，我们顺着这条坡下去就到山下了。"庞宪不无惋惜地说。

"那就下次再找其他的山坡，不急在这一时。"李时珍一回头，发现庞宪身边有几株开着淡蓝色小花的草，马上说，"采不到巴戟天，那就认识一下远志吧，也不算白走这么远的路。"

"远志？在哪里？"庞宪立刻四处张望。

"远在天边，近在眼前，你身边开花的不就是吗？"

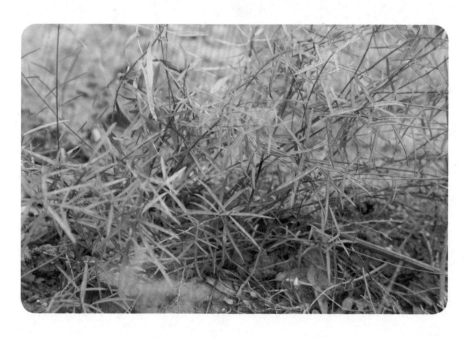

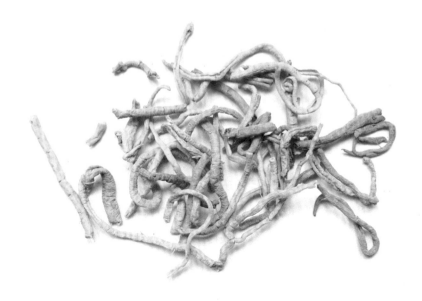

"这就是远志啊？"庞宪一下站起身来，又很快蹲下去，仔细观察起这些小草来。只见这些长有细细叶子的植物丛簇而生，上端绿色浓重，叶片线形，互生，前端渐尖，中脉明显，不过叶面光滑，全缘。它的花序是偏侧状，5枚萼片，其中3片较小，呈披针形，两侧2片稍大，为长圆状的花瓣形。花瓣只有2个，颜色淡蓝，基部合生，中间的花瓣大一点，为龙骨状。有些花已经落了，生出一个扁平的蒴果来，如同倒立的心形，很光滑，而且颜色发绿，边缘生有狭翅。

"师父，这果实里有种子吗？"庞宪真想撕开一个看看，但又怕浪费了好东西。

"当然有，不过现在还没成熟。成熟的种子是卵形的，微扁，颜色棕黑，还会带白色的绒毛。"

"哦，那是采种子入药么？"庞宪好奇地问。

"不是，要采它的根。远志为多年生草本植物，又被人称为小鸡腿，其根茎圆形，略弯曲，表面灰黄色，通体带密集而深的横皱纹，有的还会有小疙瘩状的根痕。春、秋时节，将根茎挖出，洗干净，晒干，就可以入药了。一般晒干后的远志质地较脆，很容易断，断面为黄白色，有青草气。"李时珍说。

"小鸡腿？这个名字真有意思！那这小鸡腿有什么功效？可以治什么病呢？"庞宪笑着问。

"这小鸡腿味苦、辛，性温，归心、肺、肾经，最能益智强志，正因如此，它才被人称为远志。而且，《名医别录》中说它'定心气，止惊悸，益精，去心下膈气、皮肤中热、面目黄'，而《神农本草经》中则说它'主咳逆伤中，补不足，除邪气，利九窍，益智慧，耳目聪明不忘，强志倍力'。可见，小小的'鸡腿'对健忘惊悸、神志恍惚、失眠多梦、咳痰不爽甚至是疮疡肿毒、乳房肿痛之症都有很好的治疗效果。"

"哇，真是宝贝呀！它怎么会这么厉害呢？"庞宪不由得感叹起来。

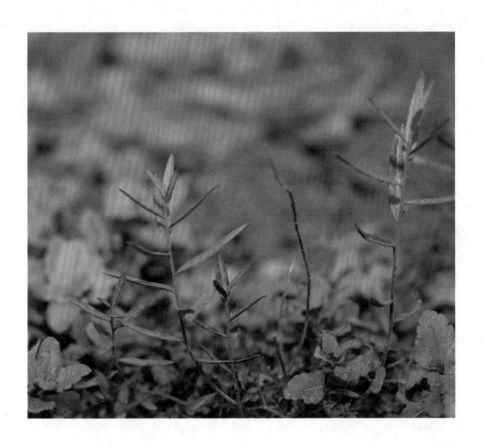

"其实这也很好理解，人体精与志都藏于肾脏，当肾经不足时，人就容易志气衰弱，从而无法上通于心，这时人就会变得迷糊、健忘。而远志正是入少阴肾经之药，当然就能轻松治疗这类疾病了。"

"师父，您再告诉我一个最简单的远志验方吧，我喜欢这味中药。"庞宪的小脑瓜不停转着，他其实是想给自己的母亲弄点，因为他觉得母亲总爱忘事。

不过，李时珍早看透了他的小心思，说："药可不能乱用，只要不是单方，都不可随便按它的药效去运用。不过，远志确实有单方。将远志研末，吸于鼻内，可治疗脑部受风引起的头痛，不管头多疼，吸了它就能马上改善。另外，如果胸闷心痛，感觉心里气逆不顺，也可以做远志丸服用。只要取远志、桂心、干姜、细辛、花椒各三份，断附子两份，研成末，以蜜调和，做成豆粒大小的药丸，每天三次，每次饭前以米汤送下，很快就会好起来的。"

"师父，我记下了，虽然这个小鸡腿不能随便吃，但还是很不错。"庞宪笑着说。

"好了，时间不早了，我们也该下山去了。"李时珍拍拍庞宪的头，顺着山路朝坡下走去。

#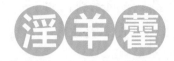

——益精气，强筋骨的仙灵脾

　　虽然李时珍有自己的药堂，但也经常被人请去出外诊，特别是码头一带，那边来往的商船多，很多慕名而来的病人总会特地请李时珍过去诊病。这天，李时珍又到码头去给人看病，庞宪只好留在药堂照看。

　　就在他百无聊赖时，门外进来一个年轻的小伙子，他看到只有庞宪一个人，便问："小兄弟，你师父在吗？"

　　"我师父出诊了，请问你是要看病吗？"庞宪问。

　　"俺不看病，俺就是有个问题弄不明白，所以想请教一下李郎中，既然不在，俺就下次再来吧。"小伙子说着就要走。

　　"不知你要问什么事呢？或许等我师父回来我可以帮你问一下。"庞宪是天生的热心肠，他现在也没什么事，便主动问询起来。

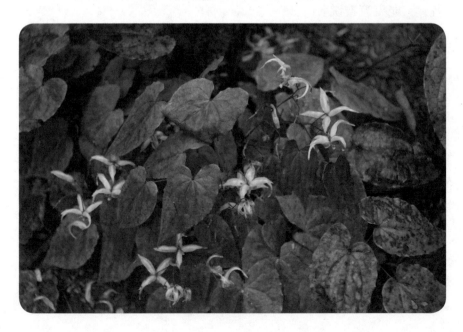

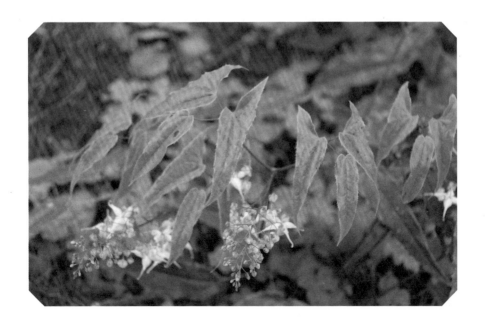

　　"小兄弟，是这么回事，俺跟着北县杨大叔学习采药，已经学了半年多了。前几天杨大叔出门送货去了，偏偏这时来了个货商，要我帮他采些仙灵脾。我虽学习了半年多，但从没听说过这味药，所以才来问问李郎中。"

　　庞宪认识北县杨大叔，他经常给师父送药。不过，这个问题他也不太明白，他想了想便说："我才学医不久，对药知道的不多，等我师父回来，我一定帮你问清楚。"

　　那小伙子道谢之后便离开了。没多久，李时珍也从码头回来了。他刚进门，庞宪就着急地说："哎呀，师父您要是早回来一会儿就好了。"

　　"出什么事了吗？"李时珍看庞宪着急的样子，连忙问。

　　"刚才杨大叔的徒弟来过了，说有药商要他采仙灵脾，可他不知道这是什么药，所以就来问师父。可惜我也不知道，让他白跑一趟了。"庞宪挠着头，很不好意思地说着。

　　"宪儿，你是要多看书了，学了一年多还不知道仙灵脾是什么，我倒怀疑起你每天看书是否是在骗为师的。"李时珍摇摇头，喝起茶来。

"师父，我真没看到过仙灵脾这味药呀！"庞宪忙辩解道，又追问，"它到底是味什么药？长什么样子呢？"

"仙灵脾是《唐本草》中的称谓，现在，人们都称它为淫羊藿。这是一种多年生的草本植物，在我们这里的山上很多见。高30~40厘米，根茎很长，横向生长，但质地较硬，带有很多须根。它叶子为2回3出复叶，9片小叶，为薄革质，呈卵形，边缘带齿，齿端有刺状毛。每年4—5月开花，花序总状，4~6朵簇生，花萼卵状，8枚，分2轮生长，内轮较大，外轮稍小。花瓣4枚，近圆形，花朵落了就长出纺锤状的蓇葖果来，至成熟会自然开裂。"李时珍说完，想了想，又补充道，"现在正是淫羊藿采集的好时间，所以药材商才来订货。"

"原来是这样，但为什么要给药材改名字呢？"庞宪又找到了新的问题。

"因为豆叶被称为藿，而仙灵脾的叶子就与它相似，所以也被称为藿。但'仙灵脾'的叫法，又或者是'千两金''放杖'等叫法，是因其功效而得名。它还有其他名字，比如黄连祖、鸡筋等，

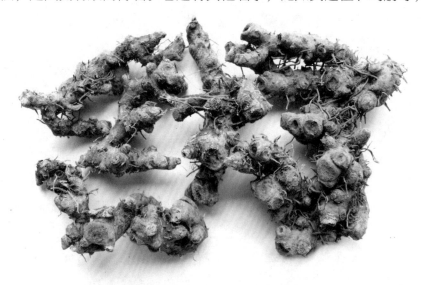

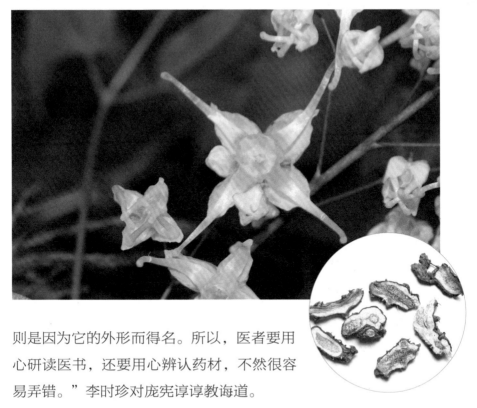

则是因为它的外形而得名。所以，医者要用心研读医书，还要用心辨认药材，不然很容易弄错。"李时珍对庞宪谆谆教诲道。

"师父，我记下了。那淫羊藿是强筋骨，祛风湿的药吗？我之前看到书中说淫羊藿性味甘、香而不寒。"

李时珍欣赏地点点头："对，它气味不但香、甘，而且性温，最能益精气，为阳明、三焦、命门之药，身体真阳不足的病人，用它最合适。由此可见，它不仅强筋骨、祛风湿，而且补肾阳、益精气，对于风湿痹痛、筋骨痿软、麻木拘挛、阳痿遗精之症效果良好。"

"三焦之症也用它吗？如果是三焦咳嗽，气息不顺，又感觉腹满不思饮食，能用仙灵脾吗？"庞宪马上举一反三道。

"看来你对经络已经了解得差不多了，这些症状确实都是三焦之症，完全可以用仙灵脾，但一定要加其他药材。取仙灵脾、炒五味子、覆盆子各一两，研磨为末，用适量白蜜调和，制成豆粒大小的药丸，每日一次，每次二十丸，以姜茶送服即可。"李时珍说着站起来，"为师去后屋歇会儿，你自己拿了书去好好看看吧。"

#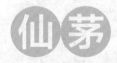

——清安五脏的补益药

快要黄昏的时候，庞宪才停止看书，看了一下午的书，他感觉头晕目眩，而且脖子都僵了。他从药堂后门进入院子，就看到师父正用力地磨药呢，他连忙走上去："师父，要磨什么药，让我来吧。"

"不用，师父就快磨好了。"李时珍边说边将最后一包药材倒入药碾中。庞宪看得清楚，那些药材呈圆柱形，略有弯曲，表面黑褐色，很粗糙，而且有细孔状的须根痕及横皱纹。听那声音就知道很脆，被药碾轧过，可以闻到微微的香气。

"师父，这是仙茅吗？"庞宪问。

"不错，看来你最近进步了，都知道这是仙茅了。"李时珍笑着说。

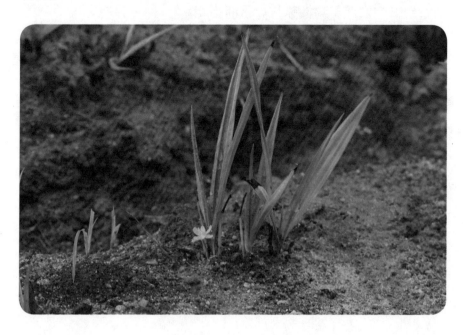

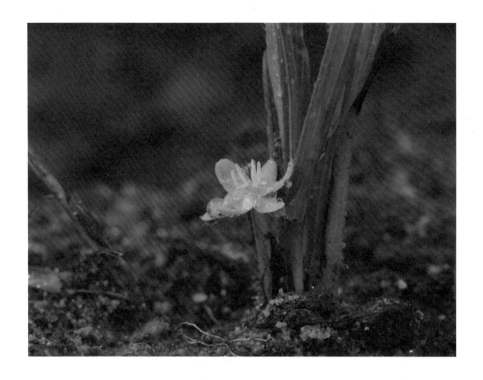

　　"我当然知道啦。我还知道它是一种多年生的草本植物，叶子由根部抽出，呈披针状，前端渐尖，基部呈鞘状，颜色绿白，边缘带有膜质。它到夏天就会开花，花苞片是披针形的，花朵杂性，花基部为细长管状，上部分6裂，里面是黄的，外面则是白的。等到花落了，还会结出椭圆形的小浆果，果前端有喙，带着长柔毛，里面长有球形的黑色种子，也有喙，还有波状沟纹呢。"庞宪一口气将仙茅的特征讲完，得意地看向师父。

　　"说得真不错，那你知道这仙茅有什么功效吗？"李时珍点点头，继续问。

　　"我记得医书说它'主风，补暖腰脚，清安五脏，强筋骨，消食'，还有'宣而复补，主丈夫七伤，明耳目，益筋力，填骨髓，益阳'，反正是味好药，具体我也记不清了。"庞宪皱着小脸，药材的性质太复杂，他总是容易记错。

　　"你呀！仙茅味辛，性热，是归脾、肝、肾经的药物，最能补

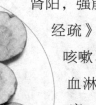

肾阳，强筋骨，还可以祛寒湿。《本草经疏》有记，'凡一概阴虚发热、咳嗽、吐血、衄血、齿血、溺血、血淋，遗精白浊，梦交，肾虚腰痛，脚膝无力，虚火上炎，口干咽痛，失志阳痿，水涸精竭，不能孕育，老人孤阳无阴，遗溺失精，血虚不能养筋，以致偏枯痿痹，胃家邪热不能杀谷，胃家虚火嘈杂易饥，三消五疸，阴虚内热外寒，阳厥火极似水等证，法并禁用'，你可记住了？"李时珍慈爱地嘱咐道。

"嗯，我记住了。师父，现在磨这些仙茅做什么呀？"

"你师爷爷年纪大了，多加保养才更益健康。所以，为师要给他老人家做味仙茅丸，以壮筋骨、益精神、明目、黑须发。"李时珍边说边用力磨着药。

"这仙茅丸这么厉害？师父，您不用配其他药吗？您快给我讲讲，我也学一下。"庞宪不敢相信，真有这么神的药，竟可以让人返老还童。

"当然要放其他的药，这二斤（1斤=500克）仙茅是用糯米水泡了五天后又晒干的。"李时珍指一指旁边的药粉，"这些药粉则是车前子十二两（1两=30克），去皮白茯苓、去壳柏子仁、炒茴香各八两，焙过的生地黄、熟地黄各四两，然后一起磨成粉。等下再用酒煮一下，调成糊，制成豆粒大小的药丸就可以了，每天吃两次，每次吃五十丸，以温酒送服，效果非常好。"

"师父您可真孝顺！我还是给药草们浇水去吧。"庞宪皱了皱眉，这仙茅丸效果虽然好，可也太复杂了。李时珍看小徒弟走开，摇了摇头，自己继续低头碾药材。

玄参

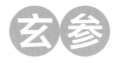

——滋阴降火的凉血药

快要吃晚饭的时候，药堂突然来了位病人，一脸痛苦地坐下，说："李郎中，我这嗓子是怎么了，疼痛难忍，可我又没有得伤寒，这是怎么回事啊？还有脸上，您看一块一块的红斑……"

李时珍连忙让病人张开嘴，一看就发现病人喉咙上火严重，而且红肿异常；他又为病人号了脉，明显是温毒之象。他知道这是内热之症，于是安慰病人说："没什么大事，我给你开个方子，你只要按时吃几副药就好了。"

说着，李时珍在药方上写下：玄参、升麻、甘草各半两，水三杯，煎成一杯半，温服，每日一剂。

一边准备配药的庞宪看到药方傻眼了，说："师父，是玄参

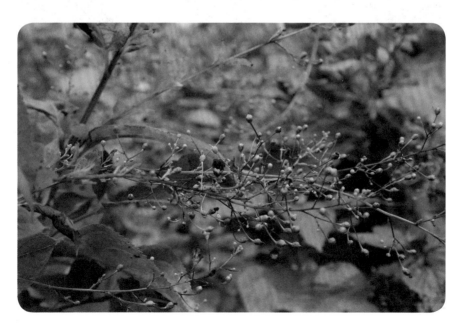

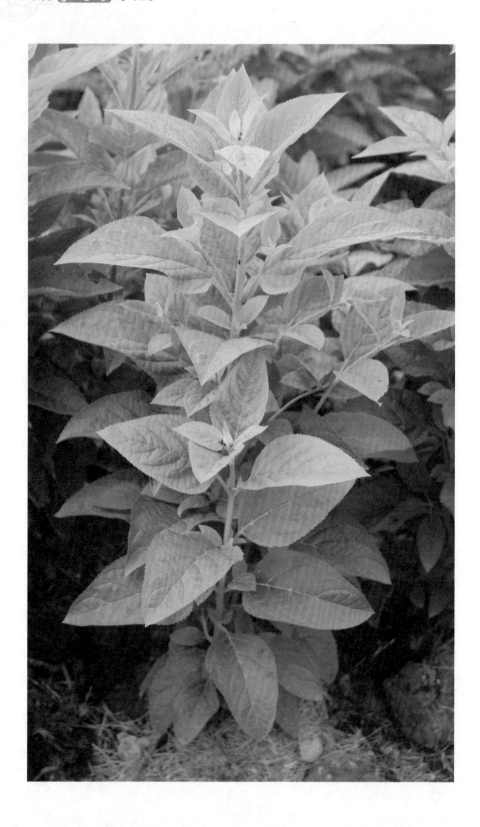

还是人参呀？"他还从来都没听说过玄参这味药呢，他以为是师父写错了。

"当然是玄参。玄参味苦、甘、咸，性微寒，归肺、胃、肾经，最能凉血滋阴、降火解斑毒、利咽喉、通小便，是治内热之症的上好药，对于舌绛烦渴、温毒发斑、热病伤阴、津伤便秘、骨蒸劳嗽、目赤白喉等症都有强效。"

"为什么是玄参而不是人参呢？生用人参不就可以祛燥了吗？"庞宪想到自己在医书上看到的，反问师父。

"虽然你说得没错，但病人之内热为肾水受伤，从而使体内真阴失守，致使孤阳无根，发为火病，这时就应该壮水以制火，而玄参与地黄同功，最能消瘰散火，只取人参的滋养之效可不够，所以要用玄参而不是用人参。"李时珍仔细地解释。

病人听到这里却笑起来，对庞宪说："小兄弟，你总要听师父的才对，可不能随便给我配药。人参太贵，我吃不起的。"一句话，把师徒俩都逗笑了。

送走了病人，庞宪还是有些不解，对李时珍说："师父，玄参长什么样呢？咱们上山时看到过吗？"

"还真没看到过，不过等到秋天应该能看到。这味药材是一种

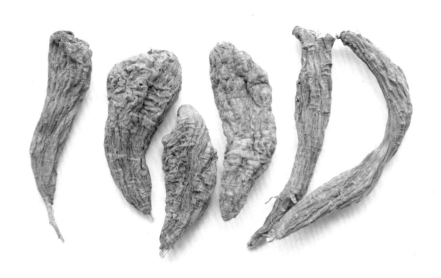

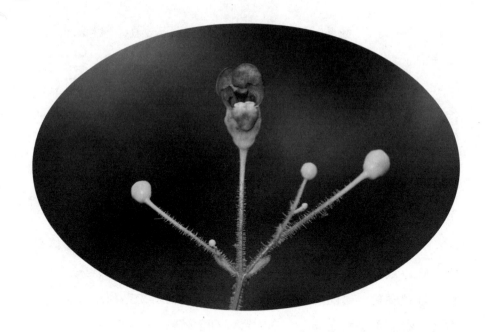

多年生的草本植物，高60~120厘米，比人参可高多了，茎直立生长，呈四枝形，这与人参也不一样。它的叶子对生，卵形，叶缘有钝齿，下生细毛。每年7—8月开花，花序聚伞状，有小花梗，花序与花梗都带小腺毛。花萼5片，为卵圆形，花冠暗紫色，管部有些斜壶状，和天麻的花差不多。花落之后，会结卵圆形蒴果，前端颜色深绿，有短尖，这与人参又完全不一样了。"李时珍将玄参的特征一一讲给徒弟听。

"那玄参 也是用根入药吗？"庞宪忙问。

"对，玄参的根为圆柱形，可长5~12厘米，下部多分叉，外皮颜色灰黄褐色。"

"哦，这还真与人参区别很大。"庞宪这才心满意足，"师父，咱们吃饭去吧，时间也不早了呢。"他一边说着，一边拉着李时珍朝堂屋走去。

地榆

——专除下焦之热的山枣子

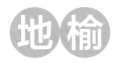

晚上，李时珍正坐在灯下整理药材资料，门外突然传来庞宪与建元争论的声音。只听庞宪说："你不信就问师父，到时你输了可要背我回屋。"建元也不甘示弱："问就问，如果你输了，你就要给我洗脚。"

两个人说着，便敲开了书房的门，来到李时珍的跟前。李时珍看着他们俩面红耳赤的样子，问："又怎么了？"

"师父，我看书中讲解地榆，说它以根部入药，其皮表暗紫红色，有纵皱，顶端带有环纹，而且断面为粉红色。我觉得这就是我们平时说的酸赭，可建元却说肯定不是。您给我们评评理吧，看谁说得对。"庞宪口齿清晰，几句话就将问题说明白了。

"看来建元要背宪儿回屋了。"李时珍笑起来。

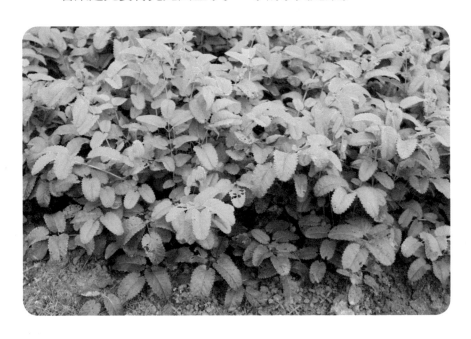

"为什么？爹爹，酸赭真的是地榆吗？"建元不敢相信。

"是呀，酸赭为地方语，今蕲州乡民多如此称呼，有的人甚至还叫它赭为枣呢。但从药材上看，它就是地榆，其功效主除下焦之热，对大、小便血症非常有效。不但如此，地榆味苦、酸、涩，性微寒，凉血止血、解毒敛疮非常有效，对痔血、崩漏、痈肿疮毒、水火烫伤、肠风、吐血等症都有很好的治疗作用。"李时珍细细讲给两人听。

"怎么样，我说得没错吧？"庞宪兴高采烈地说，"师父，我在《肘后方》中看到，说小儿疳痢时，只要用地榆煎汁，煎到像饴糖一样黏稠，给孩子吃下去就能好，这是真的吗？"

"当然是真的，师父就用过这个方子，又简单又好用。而且，小儿湿疮之症，只要用地榆煮浓汁，每天洗两次就能好。"李时珍点头，笑着说。

"可是，爹爹，地榆到底长什么样子呢？"一边的建元见两个

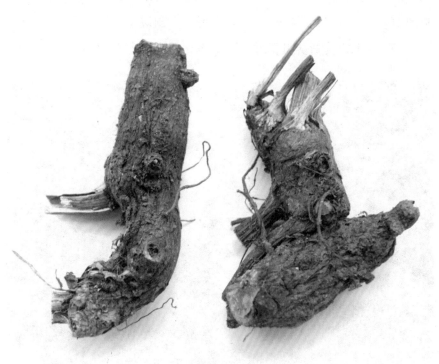

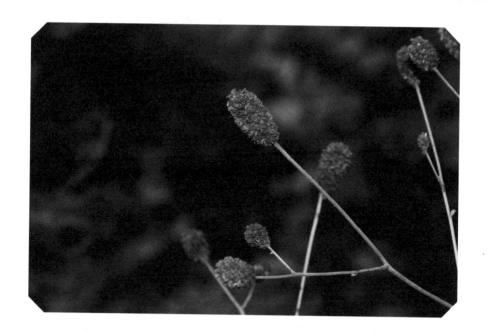

人说得开心，心里竟不是滋味起来。庞宪读的医书比自己多，见过的药材也比自己多，长此以往，自己可怎么和庞宪比呀！

"地榆就是一种多年生的草本植物，高1~2米，根茎粗壮，而且肥厚，如同纺锤形。茎直立生长，有棱，叶片为单数羽状复叶，互生，叶子边缘带锯齿。每年6—9月开花，花朵密集生长，颜色暗紫，还有膜质苞片。花谢之后会结椭圆形的瘦果，表面有4条纵棱，里面可长一枚种子。"李时珍看看建元，"有时间让宪儿带你去山上看看就知道了。"

建元输了，也不生气，反而笑着说："好吧，看来我要背你回屋了。"

"不用你背，我就是和你开玩笑而已。"庞宪懂事地笑着，"我们不要打扰师父了，快走吧。"两个人说说笑笑就出去了。

#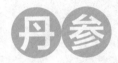

——活血通经的入心药

　　王大娘住在李时珍家隔壁，平日里两家关系很不错。这天，王大娘急匆匆地来找李时珍，说："现在只有您能帮我了，不然我女儿这辈子恐怕就要毁了。"

　　李时珍连忙问怎么回事，王大娘这才告诉李时珍，自己的女儿一直经期不正常，经事或提前或错后，现在都结婚半年多了，一点怀孕的迹象也没有，夫家就说她经事不正常，肯定怀不了孩子。就在这个当口，女儿偏还生病了，昨天开始肚子疼，疼得要死要活的，为此，全家急得不知如何是好。王大娘说："先不管能不能生孩子，老肚子疼也不行呀，您快给想想办法吧。"

　　李时珍连忙安慰王大娘，说："这不是什么难事，但要以脉象诊断才能开方，叫你女儿来一趟吧。"

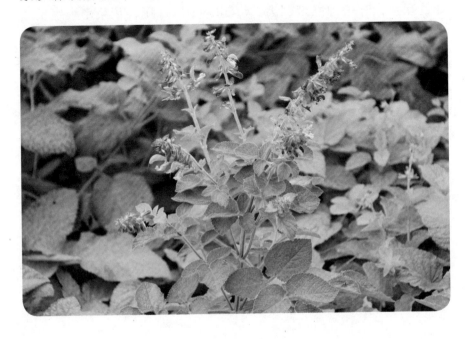

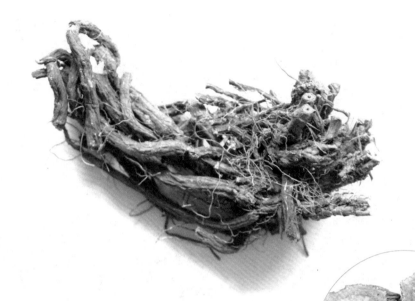

王大娘连忙扶着女儿过来。李时珍一号脉就明白，这不过是寒气入体、腹中寒痹引起的；从脉象中还可以看出，病人有癥瘕积聚之症，经络瘀堵，也难怪经事不调了。他想了想，说："既是治病，不如就一起调理吧。"

说着，李时珍在药方上写道：丹参一两，研末，取二钱以温酒送服，每天一到二次。开完方子，他又说："等到腹痛停止后，可用丹参泡酒，每日服用，能有效调理经事。"

王大娘千恩万谢地带着女儿走了，庞宪却在旁边一头雾水："师父，丹参不是味苦，性微寒的吗？刚才的病人肚子本来就受了寒，为什么还要用寒性的药呢？"

"你有所不知。虽然丹参性微寒，但入心、肝经，其祛瘀止痛功效了得。同时，它活血通经，为阴中之阳，是心与包络的血分之药，身体之血症都可调治，比如心惊不眠、月经不调、痛经、经闭、血崩、癥瘕、瘀血腹痛等。《日华子本草》中说它'养神定志，通利关脉。治冷热劳，骨节疼痛，四肢不遂；排脓止痛，生肌长肉；破宿血，补新生血；安生胎，落死胎；止血崩带下，调妇

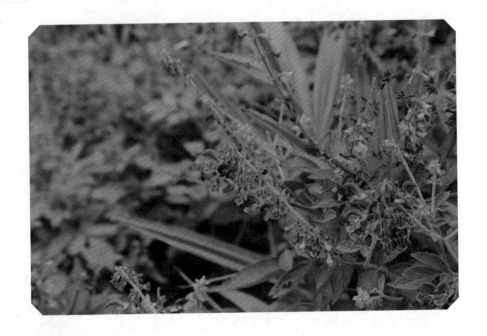

人经脉不匀，血邪心烦；恶疮疥癣，瘿赘肿毒，丹毒；头痛，赤眼，热温狂闷'。现在你知道为师为何要用丹参了吧？"李时珍笑着问。

"真没想到，这表面棕红粗糙的药材，功效竟如此大呀。"庞宪拿着几片丹参片，反复看着，那丹参片表面不仅棕红，而且有不规则的纵皱，呈鳞片状剥落，断面很不平坦，皮部颜色较深，为紫黑色，木部则有灰黄色的维管束。庞宪看着，又有了新问题："师父，这应该是丹参的根茎吧？它的地上部分长什么样呢？"

"地上茎是直立生长的，如同玄参一样呈方形，表面有浅槽，叶子也是单数羽状复叶，对生，叶片边缘有齿，叶背颜色灰绿，带长柔毛。每年5—8月开花，花序总状，顶生或者腋生，花萼紫色，呈长钟状，花冠为蓝紫色，二唇形，上唇是镰刀状，下唇则短一些，为圆形。花落后可结出4个小坚果，黑色的，椭圆形。"李时珍正为庞宪细细讲解着，又有病人来了，师徒俩只好先停止谈论，专心给病人看病。

#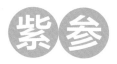

——活血理气的肝脏血分药

送走病人，庞宪还对丹参的事念念不忘，他接着问李时珍："师父，参类药太多了，怎么区分它们呢？比如说丹参与紫参，明明都长得差不多呀，为什么要分两种称呼呢？"

"因为它们是不同的两种药呀。日常中，五参五色配五脏，人参被称为黄参，是入脾的；沙参是白参，所以入肺；玄参称为黑参，其入肾；丹参又叫赤参，是专入心的；紫参又叫月下红，是专入肝的。所以，丹参与紫参可不能混淆了。"李时珍喝了口茶，笑着说。

"这么说紫参是肝脏的血分药了？那都可以治些什么病呢？"庞宪马上问。

"紫参色紫黑，气味俱浓，其性阴沉，味苦、辛，专入肝脏，

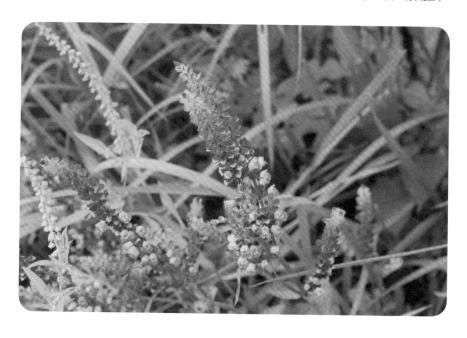

所以，各种血症用它效果都非常好。另外，寒热疟痢，痈肿积块、脘胁胀痛、湿热带下、急慢性肝炎、乳痈之症，都可以用紫参治疗。"

"因为它能活血通瘀，所以能治疗血症。可它为什么还能治疗寒热疟痢呢？这又是什么原理？"庞宪不解地问。

"这是因其具清热解毒、理气止痛之功。张仲景在《金匮玉函》中有一个方子，叫紫参汤，是专治痢下的，方中说以紫参半斤，水五升，直接煎煮至二升，然后加入二两甘草，再煎到剩余半升，沥去药渣，分三份服下，即好。"

"原来是这样。"庞宪在脑海中迅速默记着，突然又想到什么，抬头问师父，"那紫参与丹参的形态特征相似吗？"

"略有不同，紫参为一年生草本植物，可高20~70厘米，茎虽是方的，但少有分枝，表面紫棕色，带有同方向生长的柔毛。叶子对生，为3出复叶，叶片卵形，边缘上带有圆齿。它7—8月开花，花萼是紫色的，花冠是蓝紫色的，外面生有长柔毛。花落之后会结椭圆形的小坚果，颜色为褐色。"李时珍耐心地讲解道。

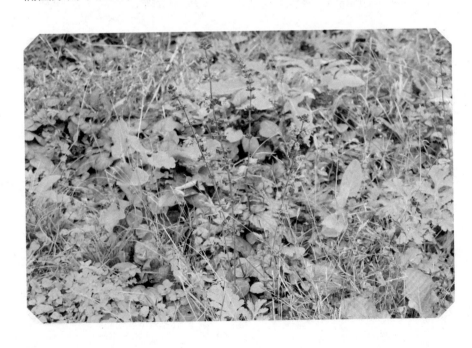

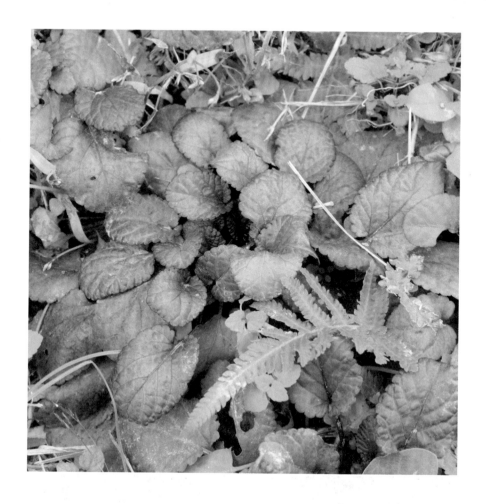

　　"那咱们什么时候去采一些呢？咱们又好几天没上山去了。"庞宪嘟着嘴说，他又想上山去找药了。

　　"恐怕找不到。紫参只在江浙一带最多见，我们有时间倒是可以去山上找找丹参。"李时珍笑着告诉徒弟。

　　"哎，真是可惜啊，又没机会看看紫参什么样了。"庞宪失望地叹息着，刚要去打扫卫生，突然听到师母在叫他："宪儿，来帮师母抬一桶水。"

　　"来了！"庞宪马上丢下扫把，一溜烟跑出药堂去。

紫草

——透疹解毒的染色草

庞宪走到厨房时，便看到师母面前摆了好大一盆深紫色的水，还冒着热气。水在盆里晃来晃去，那样子看上去怪怪的。

"师母，这水怎么是这种颜色？"庞宪问。

"这是我刚煮的紫草水，我想把那块旧桌布染一染，应该会好看一些。"李时珍的妻子吴氏因为受到丈夫的熏陶，了解很多药草的性质，这紫草染布的方法就是她听丈夫说"可以染紫"，才想到用来染桌布的。

"紫草？听起来似乎是一味中药。"庞宪一边帮师母把水抬到院子里一边说。

"应该是中药吧，我听你师父说的。"吴氏站起身来，一手捶打着自己的腰，一手指着门边一堆草根说，"那些就是紫草的根，

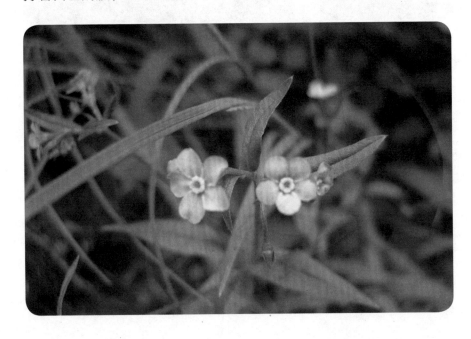

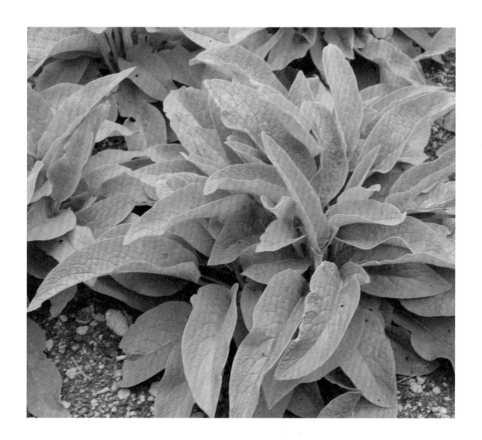

你自己看吧。"

　　庞宪马上凑过去，只见那一堆草根长成扭曲的圆柱形，粗1~2厘米的样子，长度都有10多厘米，在根的头部有残基，还有侧根。但那表面的颜色确实是紫色，只不过较暗一些。再看根的表面非常粗糙，不但有纵沟，还有鳞片。但根的皮很薄，质地特别脆，一折就断开来了，断开的地方居然是片状的，中间还有小圆孔的裂隙。然而，根皮虽然是紫的，里面却是黄白色的，有一股酸甜味。

　　"师父，这就是紫草吗？是不是可以入药的呀？"庞宪抓了几根草根便奔去药堂向师父请教。

　　"这是紫草根，"李时珍看庞宪一脸稀奇的样子，摇着头说，"好歹你也算半个小郎中，这么点东西就把你兴奋的。"

"不是呀师父，我真的第一次知道还有这样的草，居然可以染色。那颜色紫得很，也不知染出布来会是什么样子。"庞宪望着师父，大眼睛转了转，"师父，附近山上有紫草吗？我想去采点回来，也好仔细看一看它的样子。"

"当然有了。"李时珍见庞宪又对紫草产生了兴趣，便趁热打铁给他讲起来，"紫草是一种多年生的草本植物，长不高，约90厘米。茎直立生长，全株生有粗硬毛，叶子是互生的，披针状，叶面上下都生有糙伏毛。它每年5—6月会开花，花序顶生，为聚伞总状，雌雄同株，苞片如同叶状，生有粗毛，花萼则5深裂，呈短筒状。花冠是白色的，前端分5裂，至七八月份可以结出卵圆形的小坚果来，里面会有4颗卵圆形的种子。"

"师父，咱们什么时候上山呀？我想去采紫草。"庞宪一听，真想现在就上山采一株紫草回来研究。

"采紫草容易，但是你应该先弄明白，紫草有多个品种。你看到的是硬紫草，这在我们山上是多见的，软紫草以及滇紫草，我们山上就没有分布了。"李时珍一本正经地说着。

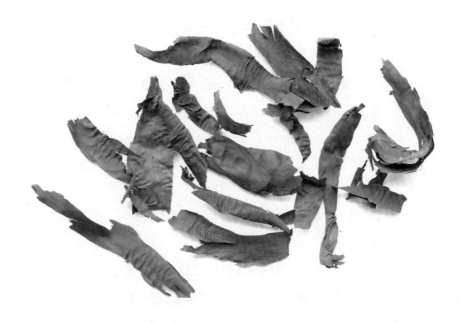

"啊？还有这些说法！那它们长得一样吗？"庞宪一头雾水。

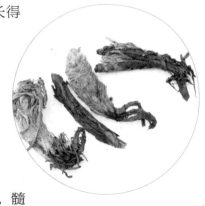

"软紫草的根与硬紫草相差不多，不过其木部不明显，而且是环状的，中间有暗紫色大型髓；味道多酸，甘味几乎闻不出来。滇紫草虽然也差不多，但质地比较坚硬，不易折，其木部黄白之中带点紫色，髓部则是完全的紫色。"李时珍说着放下手中的书问徒弟，"你只认识紫草可不行，你知道它的药性吗？"

庞宪一听，马上不好意思地笑起来："我不是还没问师父吗？师父快给我讲讲它的药性吧。"

"紫草味甘咸而气寒，入心包络及肝经血分，其功长于凉血活血，利大小肠……"李时珍还没说完，庞宪便抢过话去："噢，我知道了，原来是凉血药，那用来治热症就合适了。"

"你呀，只知其一不知其二。它不只可凉血治热症，因其气寒，祛血热盛毒之效也好，特别是痘疹不出时，用它就最合适了。当然，湿热黄疸、淋浊、热结便秘、烧伤、腹肿胀满、斑疹也一样可治。"李时珍突然想到什么，"你还记得镇东头林老板的儿子吗？有一次那孩子出痘，痘都被抓破了，师父就给他用一钱紫草，五分陈皮，三寸（1寸=2.36厘米）葱白煎了水，只喝了三副便完全好了，这就是紫草透疹解毒的作用了。"

"哇，原来这小小的染色草这么厉害，我先记下来。"庞宪说着，急忙取了纸笔，认真记录起紫草来。

白头翁

——利咽解热的"老头儿"

五月底的太阳虽然已经变得非常强烈，但因为离夏暑还有段时间，所以李时珍家后园种的各种花花草草都依旧保持着生机勃勃的态势。庞宪趁着中午师父在药堂午睡的工夫，一个人到后园透气。他坐在篱下那簇月季花下，深深地吸一口带有花香的空气，满足地咧嘴笑起来。

这时，一只长腿的小虫从庞宪眼前大摇大摆地经过，一头扎到了不远处的植物里。庞宪这才注意到，那丛植物长得蛮高的，10~40厘米的样子，不过茎身肥大，生有白绒绒的柔毛，叶子为3出复叶，基部带有宽鞘，形状呈倒卵形，边缘有浅裂，叶上是深绿色，生有白色柔毛，叶背颜色却为淡绿色。不过它的小花很好看，为单一顶生，花茎直接从根部生出来，花苞分3片苞叶，边缘有3齿

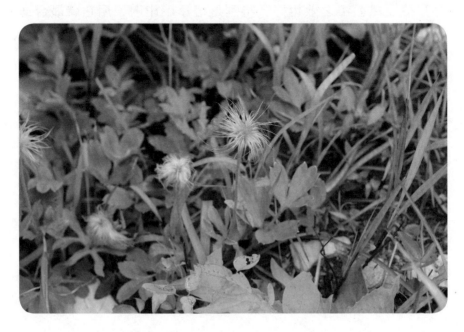

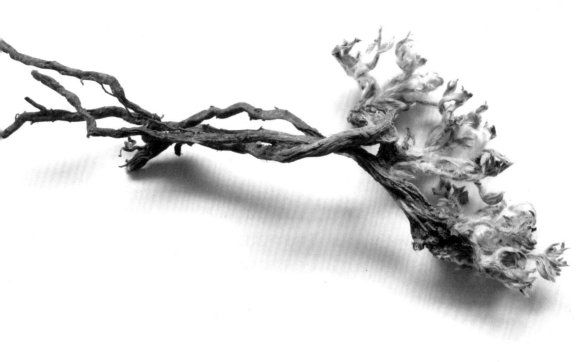

深裂。它的花排列成内外2轮状，花瓣长圆形，紫色的，加上黄色的花药，看上去还别有一番风韵。

庞宪从小在田间长大，这样的野花早看过不知多少回了。不过，他还真不知道这草是什么。他看着那丛花发了会儿呆，大黑眼珠转了几下，嘴角突然露出一抹笑来。只见他立刻拔了这丛草，大步向药堂走去。

"师父，这草不但有苦味，掐断还会流白汁，怎么这么奇怪呢？羊都不爱吃它，是不是应该叫它讨羊嫌？"庞宪把那草放在桌子上，然后擦着手指上的白色汁液。

"羊不爱吃没关系，可以用来入药，难不成你要叫它药喜欢吗？"李时珍知道小徒弟又想为难自己了，所以打趣道。

"什么？这也可以入药？"庞宪心里暗想：完了，本想难一下师父的，结果撞到他强项上了。

李时珍了然，笑了笑："你这小机灵鬼！"他知道庞宪平日跟着自己学医，生活着实枯燥了些，所以偶尔也配合徒弟开点小玩笑。看到庞宪一脸惊讶，李时珍便把徒弟带到药柜前，"看看这是什么。"说着便从左脚边的药箱里拿出几根灰黄色、皱巴巴的草根来。庞宪看那草根虽然是圆形的，但稍扭曲，长度都在6~15厘米的样子，但外皮因为干燥的缘故，有的已经脱落了，呈现出网状裂纹。用手捏一下，感觉挺硬的，不过一折就断，质地清脆，折断之后断面是平坦的，木心为淡黄色，还带着淡淡的苦味。

"师父，您是说它和我采的草是一种东西吗？"庞宪很聪明，师父肯定不会无缘无故拿出一种草药让他认的。

"当然。只不过你采的是植物的地上部分，我拿的则是地下的根部，也就是入药部分。人们通常叫它白头翁，又或者是丈人、胡使、奈何，皆状老翁之意。"李时珍说完，把那几根药草收了起来。

"哎呀，反正就是老头儿的意思嘛，直接叫老头儿就好了。"庞宪这才恍然大悟，"怪不得它结出瘦果之后会在顶端长很多羽毛状的东西出来，原来那是它的'白头发'啊。"

"别看它是个不起眼的'老头儿'，其味苦性寒，可是归胃、

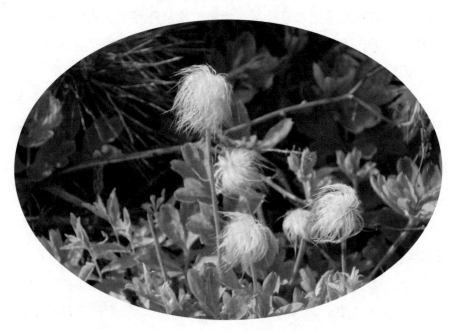

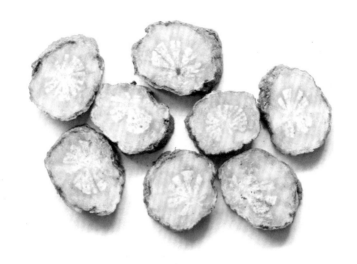

大肠经的清热解毒良药，用来治疗热毒血痢、带下、阴痒、咽痛等症，既便宜又有效。"李时珍说着，把一本《圣惠方》推到庞宪跟前，"看看，古人可比我们聪明，总是将这些常见药用得恰到好处。"

庞宪低头看师父打开的一页，没看几行就叫起来："师父，原来您前几天治疗那位上火嗓子疼的病人时就用了这味药啊！"

"不错嘛，记得这么清楚！"李时珍微微笑起来。

"当然呀，您看这书中写得多清楚！春夏时节拉肚子、咽喉疼痛就用白头翁与黄连各一两，再加二两木香煎水服用，服三次就可以了，这多简单呀。"

"知道简单还不认识这么好的药，不是白学医了？"李时珍故意沉下脸说。

"师父，我不是人小见识少嘛，下次肯定就不会这样大惊小怪了。"庞宪说着，连忙给师父赔起笑脸来。

#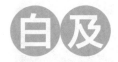

——生肌治疮的神奇草

吃过晚饭，李时珍照例对一天的诊病用方进行整理，庞宪则坐在一边翻阅师父的书籍。看着看着，他不由惊讶地叫出声："哇，这不可能吧？"

李时珍知道这孩子又看到什么新奇事了，但并不理会他。可是，庞宪却是个憋不住问题的孩子，他拿着书来到李时珍跟前："师父，您说这书中写的是真的吗？"

李时珍看一眼那本书，是洪迈所著的《夷坚志》，便说："书中也有传说之闻，不可全信。"

"我就说嘛，您看这一段，居然说有一个罪犯多次犯重罪，因为拷问用刑以致肺脏损伤，从而吐血。然后他每天只喝白粥，粥里放一些白及粉，居然很快就好了。后来这名犯人遭受凌迟之刑，

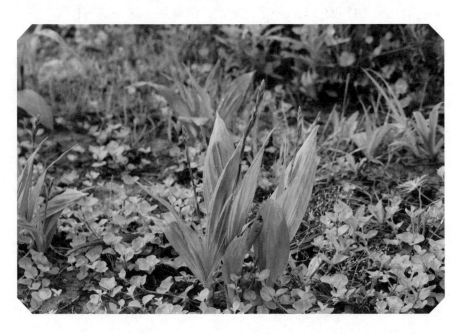

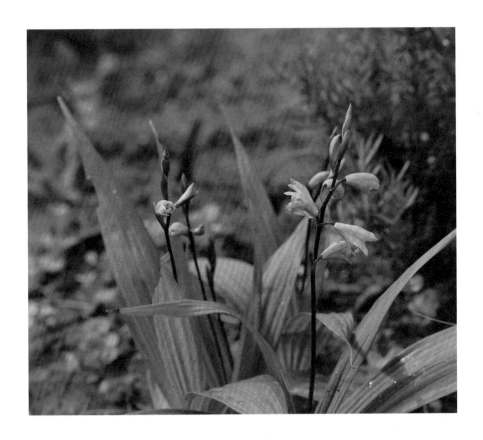

刽子手剖开他的胸，发现肺间虽然多处有伤，但却都被白及补好了，这是不是太不可思议了？"庞宪叽里呱啦地说着，一脸的难以置信。

"你这孩子，性子总是这么急！你再往后读，接下来书中便有对此传言的验证。洪贯在听说这件事之后，特别对一个吐血的小兵使用白及治疗，很快就治好了。"李时珍一向生性淡然，认为行医最重要的就是冷静，而庞宪在这一方面还远远不够，还得好好调教呀。

"怎么会这样呢？这也太神奇了。"庞宪百思不得其解。

"白及味辛、苦、甘、涩，性微寒，归肺、肝、胃经，因其性涩而收，故能入肺止血，生肌治疮。"李时珍放下手里的笔，给庞宪细细讲起白及来，"不仅如此，在《本草经疏》中还记载'白

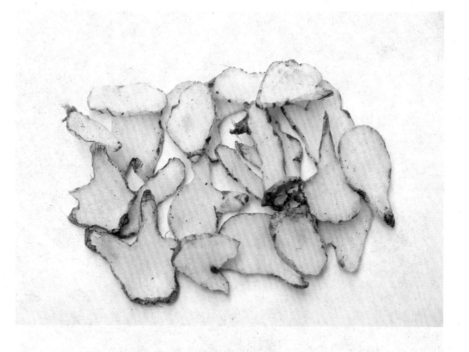

及，苦能泄热，辛能散结，痈疽皆由荣气不从，逆于肉里所生，败疽伤阴死肌，皆热壅血瘀所致，故悉主之也'。所以，它是治肺疾、理血邪、生肌止痛、敛疮损、止血痢的良药。"

"师父，白及长什么样子？怎么会这么神奇呢？"庞宪不解。

"白及，又称白芨，为多年生草本植物，地上茎高15~70厘米，地下根为三角状扁球形，肥厚多黏性。叶片呈披针形，前端尖，基部有鞘状，全缘。它每年4—5月开花，花序总状顶生，通常3~8朵簇生于一起，苞片是披针形的，脱落时间较早，花瓣长圆形，为紫色，或者淡红色。花落之后会结圆柱形的蒴果，两头稍尖，表面有6纵肋。每年夏天或秋天时，挖它的根清洗、去皮、晒干，即可入药。"

"这么说白及是专止肺血的奇草啦？"庞宪追问。

"不只是止肺血，肺气不足、肺虚、咳嗽都可以用它治疗，总之对肺非常好。而且如我前面说的，痢疾、肠风、痔瘘、刀箭伤、血症也都可以用它治疗。我再告诉你一个单味药使用的方子，比如烫伤，只要将白及碾成末，用油调和之后涂在伤处，一天换几次，很快就好了。"李时珍说完又拿起笔，继续整理病历。

"那我去哪里可以找到白及呢？咱们这边的山上有吗？"庞宪又问。

"当然有，它生存能力极强，全国各地多有生长，下次上山时你可以找找看。"李时珍看了一眼默默出神的庞宪，笑着摸了摸徒弟的小脑瓜，"时间不早了，去睡觉吧。"

"那师父您也早点休息。"庞宪见师父已经专注于整理药方，怀着满足的心情回自己的房间去了。

三七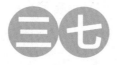

——和营止血的金不换

初夏的清晨，天刚微微亮，庞宪还在美美地睡着，突然听到院外传来一阵"噼里啪啦"的声音。他一下坐起身来，迷迷糊糊地披上衣服就往门外跑，一边跑还一边问："出什么事了？师母，是您摔倒了吗？"

庞宪之所以这样问，是因为每天都是李时珍的妻子吴氏最早起床，他就以为是师母摔倒了。不过，他推开门后，却看到建元正趴在院子里。庞宪连忙跑过去："建元，你怎么了？"

"哎哟，摔死我了！宪哥哥，你快看看我的手脚还能不能动。"说着，建元这才龇牙咧嘴地爬起来，伸着双手让庞宪看。

"当然能动啦，不然你怎么爬起来的？对了，今天你怎么起这么早呀？"庞宪可是了解建元的，只要不去上课，他可是最爱睡懒

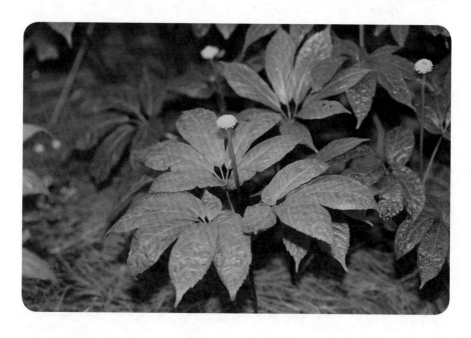

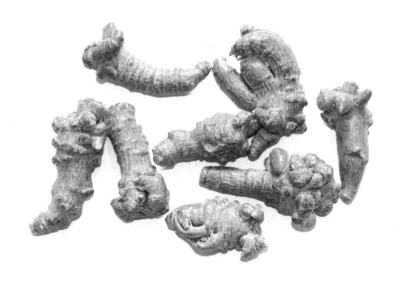

觉的。

"我昨天和小石头说好今早去爬山看日出的，谁知院门口有个脸盆，被我一脚给踢翻了，我自己也摔倒了。"建元揉着鼻子，一脸的委屈。

这时全家人也都起来了，纷纷上前扶建元。建元却"哎哟"地叫着，说："别拉我，我腿疼！"

李时珍让建元坐好，轻轻挽起他的裤管，看到膝盖处一大块血迹，皱着眉道："都摔成这样了，能不疼吗？宪儿，拿点三七粉过来。"

庞宪迅速地去药堂端了一个小盒出来，里面是淡白色的药粉。李时珍取了些药粉轻轻覆在建元腿上的伤处，用妻子吴氏拿来的药布把伤口包扎好，才说："现在起你就老实在家待两天，哪儿也不准去。记住，腿不可以碰水，减少弯曲。"说着，就把建元抱起来，送回房间里去了。

庞宪照顾建元坐好，才追问李时珍："师父，三七不是活血的吗？您为什么用它来止血呢？这样不会越止越严重吗？"

"三七味甘、苦，性温，不但能活血通脉，更能消肿定痛、止血敛伤。《玉楸药解》中就说过，'三七和营止血，通脉行瘀，行瘀血而敛新血。凡产后、经期、跌打、痈肿，一切瘀血皆破；凡吐衄、崩漏、刀伤、箭射，一切新血皆止'。"李时珍坐在椅子上，细细给庞宪讲解着。

"那您刚才用的粉末便是三七吗？它是从石头上来的，还是从药草里来的呢？"坐在床上的建元被师徒俩的话吸引了，顾不得疼痛，也追问起来。

"你不是吵着要上山吗？却不知这药便是从山里的草中而来。彼人言其叶左三右四，故名三七，盖恐不然。或云本名山漆，谓其能合金疮，如漆粘物也，此说近之。金不换，贵重之称也。"李时珍看儿子伤成这样，故意板着脸教训道。

"原来山上就有呀，我下次就去采一点。不过它长什么样？"

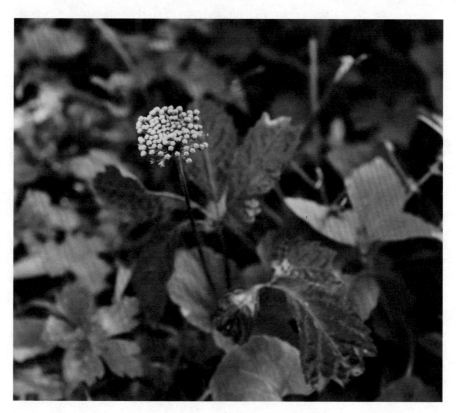

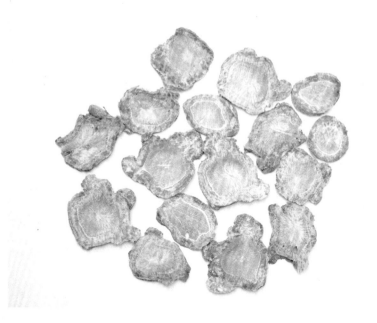

建元觉察到父亲的神色，只好转过头求救似地问庞宪。

"三七是一种多年生草本植物，不高，30~60厘米，直立生长，不分枝，茎为圆柱形，带有纵条纹。叶子为掌状复叶，3~6片轮生。夏天会开花，花朵伞形单生于茎顶，黄绿色，花瓣长圆状卵形。花落之后会结扁球形的种子，成熟之后为红色，可好看呢。"庞宪收到建元的求救信号，立刻讲解起来。

"哦，那是用种子磨粉入药吗？刚才用的药粉那么细，应该不是叶子磨出来的吧？"建元又问。

"当然不是。三七是以根入药的，它的根肉质，呈倒圆锥形，也有短圆柱形，长2~5厘米，表面有多数支根，颜色棕黄，有突起的小疣状物和横向皮孔。下次我再磨三七就叫你一声，让你看看。"庞宪俨然一幅师兄的样子，向建元保证道。

"那咱们说定了，到时候你可别忘了！唉，它除了治跌打损伤，还能治什么病呢？"建元的好奇心彻底被勾起来了。

"此药为金疮要药，有奇功，凡是杖扑伤损、瘀血淋漓者，嚼烂，罨之即止，青肿者，即消散；若受杖时，先服一二钱，则血不冲心；杖后，尤宜服之。产后服，亦良。大抵此药气温、味甘微苦，乃阳明、厥阴血分之药，故能治一切血病，与麒麟竭、紫矿相同。因此，对于咯血、吐血、便血、产后血瘀、崩漏等症都有奇效。你祖父平时给吐血症病人调理时，就会让病人直接取一钱三七粉调于粥内送服，病人很快就好了。"李时珍见建元感兴趣，便耐心地为他讲解。

"哇，怪不得叫金不换，真是好药呀。"建元不由得赞叹道。

"都出来吃饭吧，时间不早了。"这时，李时珍的母亲李氏在门外叫道。庞宪主动上前搀扶起建元，3个人就吃饭去了。

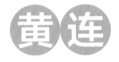

——清热解毒的苦口良药

"师父，您在忙吗？徒儿有问题想问您。"庞宪站在书房外，恭敬地询问道。

"进来吧！"李时珍问："想问什么？"

"师父，《本草图经》中说道：'黄连治目方多，而羊肝丸尤奇异。盖眼目之病，皆血脉凝滞使然，故以行血药合黄连治之。血得热则行，故乘热洗也。'您能给我讲讲黄连这味草药吗？徒儿对它很是好奇。"

"那就先说它的外形特征吧！"李时珍放下书，微笑着说，"黄连具有黄色的根状茎以及较多须根。叶片为卵状三角形，形状较大，且生有羽状的深裂，尖锐的锯齿生于叶片边缘处，并具较长的柄。黄连的花开在2—3月，花期较短，最多有8朵花聚集为聚伞

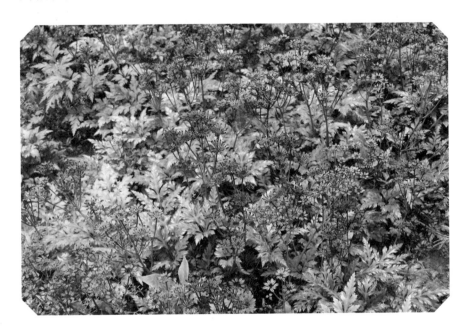

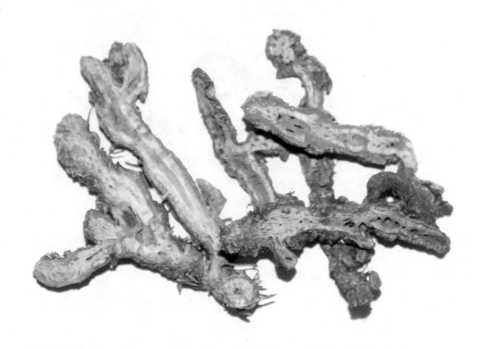

花序，并具有长椭圆状卵形的萼片以及1~2条花葶。黄连的蓇葖果较小，其种子为褐色的长椭圆形。"

庞宪认真地听着，时不时点点头。

"再说它的药性。"李时珍接着说道，"黄连的入药部位为干燥的根茎，其性寒，味苦，归脾经、胃经、心经、肝经、胆经以及大肠经。呕吐吞酸、黄疸、心神不宁、心悸烦闷、目赤肿痛、痈肿疔疮、泻痢、高热神昏、湿热痞满、心火亢盛之症皆可由黄连治疗。此外，黄连外用还可治疗耳道流脓、湿疮以及湿疹，因其有清热解毒以及燥湿泻火之效。"

庞宪早已拿出纸笔，把师父说的重点都记了下来。

"去年初，镇东头的杨婆婆患上心经实热之症，她来看病时，全身发热，四肢沉重无力，腹部胀满而疼痛。此病需饮用泻心汤，即取黄连七钱放入一盏半水中，煎至一盏，温时服下。杨婆婆服用了此方，未出几日，症状便缓解了许多。"李时珍特意将看诊实例讲给庞宪听，帮他更加深入地理解草药的药性及功用。

"所以这黄连还有治疗心经实热之效。对了师父，先前有位少年耳内流脓，您让我用玉簪捣出汁滴在少年耳内，那是否可以将玉簪换成黄连呢？我听您刚才讲，黄连可治耳道流脓。"

"当然可以！你说得很对！"李时珍笑着点点头。

"还有，我记得《伤寒论》一书中记载有黄连汤，书中说此汤可治疗伤寒，它对于胃有邪气、腹痛及呕吐之人也极为有效。"有了师父的鼓励，庞宪又想到了更多关于黄连的用法。

"你记得没错。黄连汤即是将黄连与干姜、甘草、桂枝、人参、大枣以及半夏配伍而煮成。此外，黄连多方入药时，特别是与灶突墨、独头蒜等相配伍时，可治疗脏毒下血以及下痢出脓血之症。"李时珍又补充道。

"师父，黄连在使用时，可有什么禁忌吗？"庞宪接着问道。

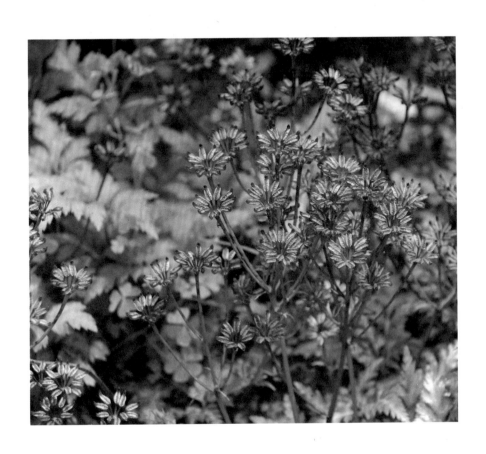

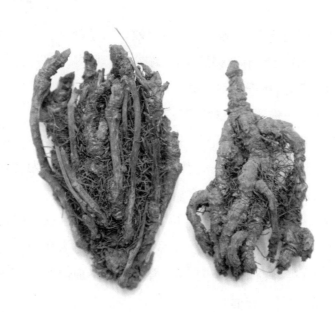

"黄连属大寒之物，久服以及过量服用都会伤及人的脾胃，所以脾胃虚寒之人绝对不能服用，同时，阴虚津伤之人要谨慎服用。"

"徒儿明白了！谢谢师父！"庞宪乖巧地说道。

"咦？今日宪儿怎么如此乖巧？你是不是又闯了什么祸？"庞宪一反平常顽皮机灵的模样，倒让李时珍心里敲了一声警钟，真是太不正常了。

"哎呀，师父，我这不是长大了吗！总不能像以前一样隔三岔五就闯祸，然后让您帮我收拾烂摊子吧。"庞宪谄媚地笑了起来，"想请教的问题已经问完了，我这就去整理草药了。"

庞宪说完，一溜烟跑了出去。李时珍内心更加不安，最终还是放心不下，索性跟出去看看。果然——庞宪又将药柜里的草药放错了位置，现在正手忙脚乱地将放错的草药归置原位呢！

胡黄连

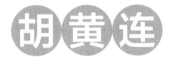

——"烤煳"的"细木棍"

"宪儿，帮为师取十钱胡黄连。"李时珍在案几旁说道。

"煳？煳的黄连？师父，黄连烤煳之后还能用？"庞宪很是不解地问道。

李时珍听后，哈哈大笑。庞宪看着师父大笑的模样，更是丈二和尚摸不着头脑，"师父，您到底在笑什么啊？我说错什么了吗？"庞宪忍不住开口问道。

"好笑，确实好笑。"李时珍依旧忍不住笑，"傻宪儿，胡黄连是一种草药，它可不是烤煳的黄连啊！"

"哦，我明白了。"庞宪红了脸，向药柜处走去。

"可是师父，药柜里根本没有胡黄连这味药材啊？"庞宪搜寻着写有胡黄连的抽屉，可并未找见。

"它在最上面一层右边角落的位置。"李时珍边伏案写作边

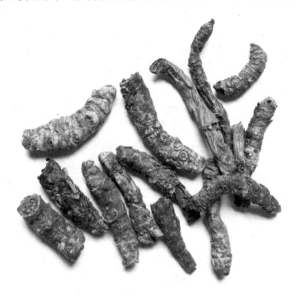

说道。

"啊！我瞧见了，可是师父，药柜里是空的，什么也没有。"庞宪爬上梯子，找到了写有胡黄连的药柜。

"怎么会？我前两天刚晾晒了一批胡黄连，你没有收进来吗？"李时珍搁下笔，忙问道。

"哦！我确实见到有东西晾在院子里，可那是些细小的木棍，我就拿到堂前去了。"庞宪边回忆边说。

"糟了！"李时珍赶忙放下手中的笔，匆匆向堂前跑去。不明所以的庞宪见李时珍如此举动，也跟着跑了过去。

"你呀！哎……"李时珍捡起地上的"细木棍"，忍不住叹气道。

"师父，您怎么对这些破木棍这么上心？"庞宪依旧不解。

"傻孩子！这是草药啊！你所谓的'破木棍'便是胡黄连！"李时珍敲了下庞宪的脑瓜。

"啊？"庞宪张大了嘴，一脸惊讶地喊道。

"啊什么呀！快点帮忙。"听到师父的吩咐，庞宪立刻帮着把胡黄连抱向药柜处。

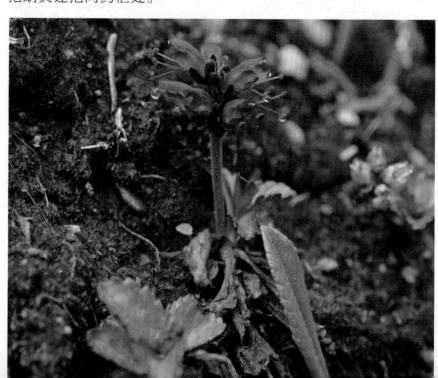

"师父，胡黄连是种什么草药啊？您给我讲讲吧！这样我以后就不会再认错了！"庞宪红着脸，不好意思地说。

"好了，别不好意思了，师父也没怪你。胡黄连为多年生的矮小草本。它具有较短的根状茎，较粗的须根生于节处。叶片为卵形，并有锯齿生于边缘处。胡

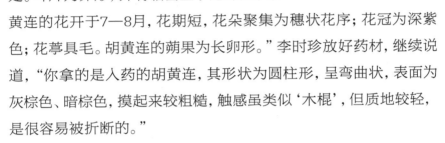

黄连的花开于7—8月，花期短，花朵聚集为穗状花序；花冠为深紫色；花葶具毛。胡黄连的蒴果为长卵形。"李时珍放好药材，继续说道，"你拿的是入药的胡黄连，其形状为圆柱形，呈弯曲状，表面为灰棕色、暗棕色，摸起来较粗糙，触感虽类似'木棍'，但质地较轻，是很容易被折断的。"

庞宪认真点点头，又问："那胡黄连有哪些药性呢？"

"胡黄连有清热泻火、解毒燥湿、消疳热之效，能治疗小儿疳疾、黄疸、衄血、臃肿疮疡、目赤肿痛、自汗、阴虚骨蒸、惊痫、盗汗、因湿热引起的泻痢、吐血。胡黄连性寒，味苦，归于胃经以及大肠经。若是有小儿得了目赤之症，便可用茶调和适量胡黄连粉末，涂于小儿手足心处。"

"目赤之症也就是平日里所说的红眼病、火眼，其症状为眼白发红。是吗，师父？"

"没错。此外，胡黄连还可多方入药，可与川黄连、灵脂、乌梅肉、山栀子、柴胡、穿山甲、石决明、槐花等相配伍，从而治疗肥疳热、痢血、小儿盗汗、痔疮、小儿疳热之症。胡黄连还可与川黄连、朱砂、猪胆、麝香、芦荟相配制成胡黄连丸。但是，脾胃虚弱之人服用时须格外谨慎。"

"徒儿明白了！"庞宪道。

"下次可不要再将草药当作木棍烧火用了，知道了没有？"李时珍不忘嘱咐道。

黄芩

——清热宁神"泻心汤"

"师父，您听见小孩的哭声了吗？"庞宪竖着耳朵问道。

"哭声？没有啊，你是不是热得出现幻听了？"李时珍竖起耳朵听了听，然后打趣道。

庞宪说着走到了墙根处，并将耳朵贴在墙上，"肯定不会错的，就是从这里发出来的。"说完，庞宪就跑了出去。

"你小心点，别摔了！"李时珍赶紧嘱咐道。

一会儿，庞宪搀扶着一位妇女走进了药堂，她的怀中还抱着一个啼哭的婴儿。

"师父，您看我说什么了，真的有小孩的哭声。"庞宪有些得意。

"好好好，你最厉害了！"李时珍回道。

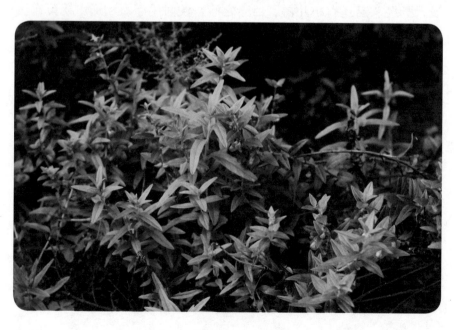

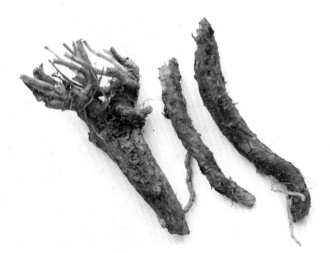

妇人坐定后，开口道，"李大夫，我的孩子总是不停地哭。可他既不是饿了，也未有大小便的迹象，却总是像受了惊吓一样哭个没完，不知他是否病了……"

李时珍为其诊断过后详细地说道："他所患之病为小儿心热惊风，是因心经有热而引起的，你看他舌尖发红，这便是此病的症状之一。欲治此病，需用清热宁神的药方，即黄芩散。将去掉黑心的黄芩与人参捣罗为散，每次用竹叶汤调和一字匕服下，服药不分时间。"

待妇人走后，庞宪忍不住开口问道："师父，黄芩长什么样子呀？"

"黄芩是多年生的草本植物。它具有肉质的根茎，其上长有分枝。它的茎贴于地面生长，呈钝四棱形，同样具分枝，颜色有绿色和紫色之分。叶片为披针形，且为坚纸质，正面暗绿色，背面为淡绿色，且具较短的叶柄。黄芩的花开于7—8月，花期很短，花朵聚集为总状圆锥花序，且生于顶端；花冠有紫红色与蓝色之分。黄芩的小坚果为黑褐色，外形为卵球形。"

"它的外形特征我记住了，那么药性呢？药性又有哪些呢？"庞宪追问。

"黄芩以其干燥的根入药，其性寒，味苦，归于胆经、脾经、肺经、大肠经以及小肠经。胎动不安、血热引起的吐血症、黄疸、暑湿、湿热痞满、胸闷恶心、崩漏、泻痢、目赤肿痛、痈肿疮毒、高热烦渴以及肺热咳嗽之症均可由黄芩来治疗，因其有清热解毒、止血、燥湿泻火、安胎之效。《本经》一书中道'主诸热黄疸，肠澼，泄利，逐水，下血闭，（治）恶疮，疽蚀，火疡'。"李时珍耐心地讲解道。

"那黄芩这味草药，使用时可有禁忌？"庞宪继续问道。

听到徒弟这样问，李时珍略感欣慰地笑了，回答道："有，脾胃虚弱之人不可用。黄芩还不可与葱同用。此外，黄芩还可与葶苈子、地肤子、大黄、地榆、黄蜀葵花、芍药、甘草、白术、炒曲、白芷、麦门冬等药材相配伍，因而还可治疗小儿秃疮、久疮出血、火毒、血痢不止、产后饮水不止等症。张仲景曾在《金匮玉函经》一书中写道'因心气不足所引起的吐血衄血之症，可服用泻心汤，即用一两黄芩、黄连，二两大黄，一同加入三升水中，将其煎至一升，热服即可'。"

"我懂了！我全都记下了！谢谢师父！"又学到了新知识，庞宪心满意足。

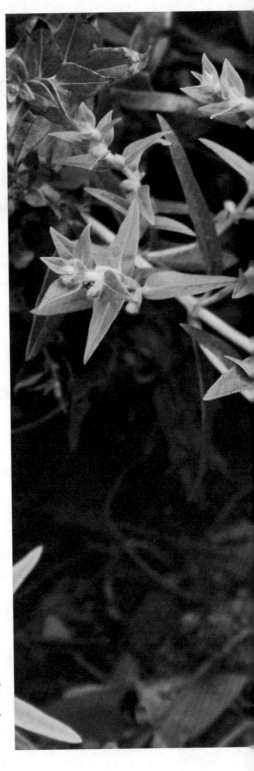

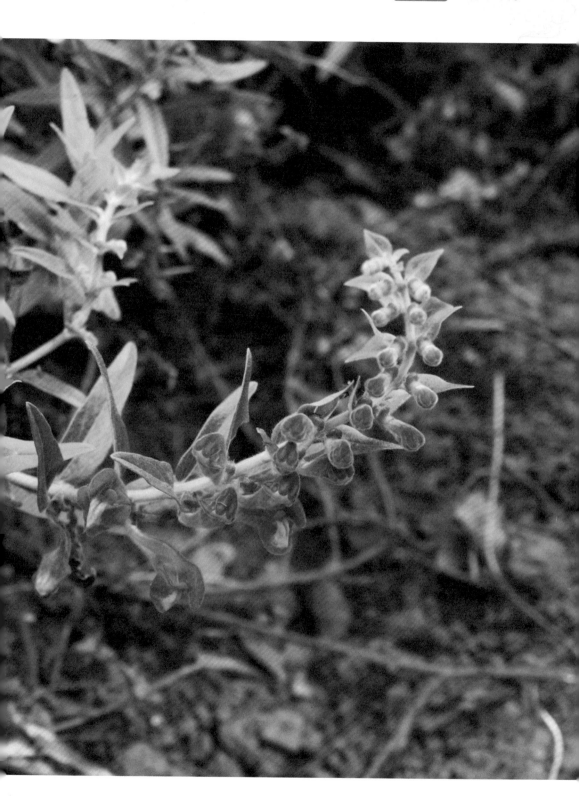

秦艽

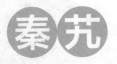

——祛湿止痛退热的多效药

这日，难得药堂无人来看病，庞宪整理完草药，便去书房找李时珍。

"师父，我可以去找小胖玩一会吗？"庞宪恭敬地请示道。

"可以，不过要早些回来啊！"李时珍还叮嘱道，"对了，切不可跟人打架！"

"我知道啦！"庞宪开心地跑出门去。

庞宪一路小跑着，就为了节省出时间多与小胖玩一会儿。在街口拐角处，庞宪见到一位老爷爷摔倒在地，赶忙上前去搀扶。

"老爷爷，您没事吧？有没有哪里受伤啊？"庞宪一边拍打着老爷爷身上的土，一边询问道。

"没有，没有，好着哩！"老爷爷笑着答道。

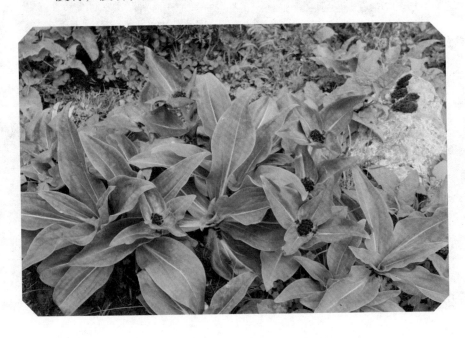

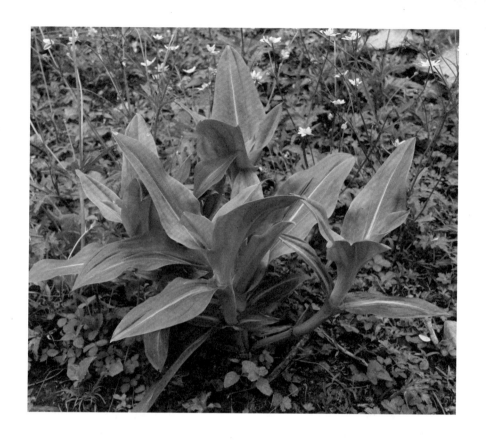

"哎呀，您的手掌流血了！"庞宪见老爷爷的手掌正在流血。

"哎，你不说我都没发现！不过我这手一点感觉也没有。上个月啊，我这手不小心打翻了滚烫的热水，可并没有疼痛之感，你说奇怪不奇怪。"老爷爷笑着将手臂处的伤疤给庞宪看。

"您跟我来，我带您去包扎。"庞宪心生疑惑，将老人带至药堂。

"师父，这个老爷爷摔倒了，手上流了好多血。"庞宪一进门便喊道。

李时珍查看后便为老人家包扎。庞宪在一旁小声说道："师父，这老大爷手上没有知觉，他先前被热水烫了也同样没感觉。"说着，庞宪努了努嘴，示意李时珍看向老爷爷手臂处的疤。

李时珍随即为老大爷把了脉："老人家，您生病了。您这是

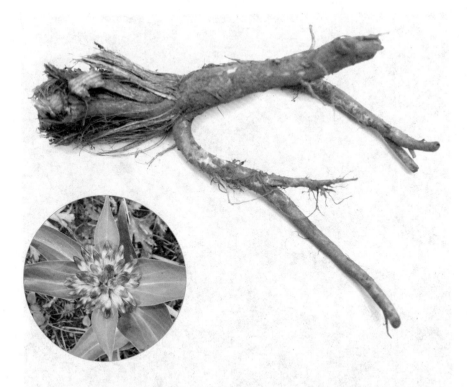

手足不仁之症，即手脚不知痛痒，也不能感受到冷热。您这病是由邪气壅盛所引起，我为您开副方子，您按照药方按时服药，不久您这手便能恢复感觉了。"

"原来我这是病啊，我还纳闷怎么会一点感觉也没有。谢谢您啊李大夫！真是太感激您了！"老爷爷拱手说道。

"您客气了！一会我让徒儿将熬好的汤药给您送去。"李时珍笑道。

待老爷爷走后，庞宪立刻凑近李时珍问道："师父，您开的是什么方子呀？"

"我开的乃是大秦艽汤，即用秦艽、石膏、羌活、生地、白芷、黄芩、防风、细辛、当归、川芎、白芍、熟地、白术、甘草、茯苓、独活这十六味药材一同煎汤。"

"哇，这大秦艽汤竟然一共用到了十六味药材！简直是个'大工程'啊！"庞宪感慨道，"这么多味药材里，秦艽是我最不熟悉的，您能给我讲讲秦艽吗？"庞宪紧接着问道。

"秦艽能治疗中风引起的半身不遂、骨节酸疼、小儿疳积发热、湿热黄疸、筋脉拘挛、风湿痹痛之症。秦艽以其根入药，它性平，味苦、辛，能入胃经、胆经以及肝经，它有祛除风湿、止痹痛、清湿热、退虚热之效。但《本草经疏》一书中说，'下部虚寒人，及小便不禁者勿服'。"

"那秦艽长什么样子呢？"庞宪急切地问道。

李时珍看着小徒弟着急的样子，依然不慌不忙地说："秦艽为多年生的草本植物，它全株不具毛，且具有较多须根。其叶片有卵状椭圆形以及狭椭圆形之分，莲座状，正反面均具有明显的叶脉。秦艽的花开于7—10月，花朵数量较多，但不具花梗，其枝有头状与轮状之分，花丝为线状的钻行，花冠为壶形。秦艽的蒴果有些藏在内部，有些则外露，其形状为卵状椭圆形，其种子为红色的矩圆形。"

"我懂了！"庞宪点着头说道，"师父，那现在我去找小胖玩了。"

"天色不早了，早点回来啊！"李时珍叮嘱道。

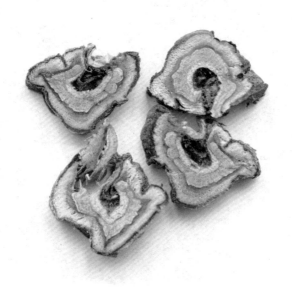

柴胡

——抵御风寒之药

这日一早，李时珍不停打着喷嚏，说起话来都带着浓重的鼻音。

"师父，我看您这是外感风寒之症，即是风寒之邪侵入体内，导致肺气失宣。"庞宪主动化身为小郎中，开始为李时珍诊病，"师父，您可有头痛以及身痛之感？"

李时珍配合地回答："有。"

"伸出舌头让我看看。"庞宪学着李时珍平日里为病人看病的模样，一板一眼地说道。

"嗯，苔薄白。"庞宪一边点头一边说道。

"请问这位小郎中，我这病该如何医治呢？"李时珍一副十分担忧的样子，问道。

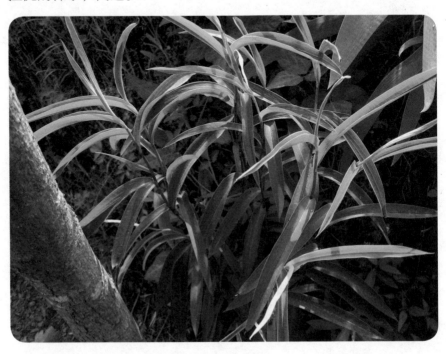

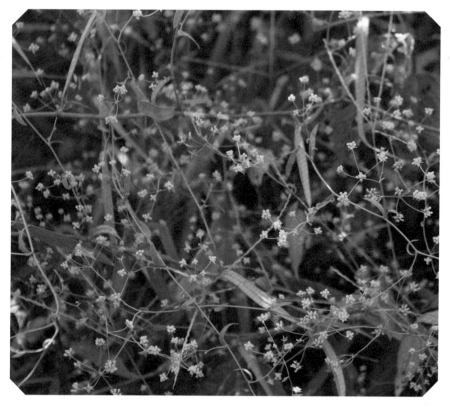

"咳咳……"庞宪清了清嗓子，道，"我刚刚就说了，你这病是风寒之症，其治疗之法应以辛温解表为主……"庞宪突然不作声了，小眼珠却眨得飞快，片刻后才支支吾吾地说道："喝点甘草汤就好了！"

李时珍先是一笑，戏谑道："庞大夫，你可不能随随便便就给病人开药方，得对症下药才行啊！我看你这大夫经验尚浅啊！"

"哎呀，师父，您就不能让我多过会儿当大夫的瘾吗？"庞宪不满地噘起小嘴，"念在您是病人，我就不同您计较了！可是师父，您这伤寒症到底要怎样医治呢？"

"三钱柴胡，一钱防风，一钱半陈皮，二钱芍药，一钱甘草，三片生姜，加入一钟半水，煎至七分，即可饮用。"李时珍笑道。

"师父，您等着，我这就去给您煎药。"庞宪说着向药柜跑去。

　　半个时辰后，庞宪端着热腾腾的汤药来到李时珍面前，道："师父，药煎好了，您快趁热喝！我方才想了想您开的方子，里面柴胡这味草药我不是很熟悉。我刚才煎药时，找了些医书来看，我给您说说，您看看我掌握的可有疏漏之处？"

　　李时珍接过药碗，轻轻地点了点头。

　　庞宪想了想，便开口道："先说它的外形特征吧！柴胡是多年生的草本植物。它具有较为坚硬的根；其茎有些丛生，有些则单一生长。基部生出的叶片有倒披针形以及宽椭圆形之分，茎生叶片则为长圆状披针形，互生；叶片正面为鲜绿色，反面为淡绿色，其上生有白霜。柴胡的花开在7—9月，花朵生于顶端或侧面，并形成圆锥状复伞形花序，颜色为鲜黄色，并具有狭披针形的苞片。柴胡结棕色、广椭圆形的双悬果。"

　　李时珍点了点头，于是庞宪继续说道："柴胡以其干燥的根入药，其性微寒，味苦、辛，归于肝经、胆经以及肺经。它具有升阳、疏肝解郁、和解表里、退热截疟之效，因此常用于治疗寒热往

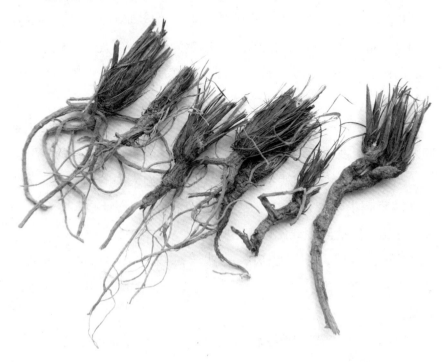

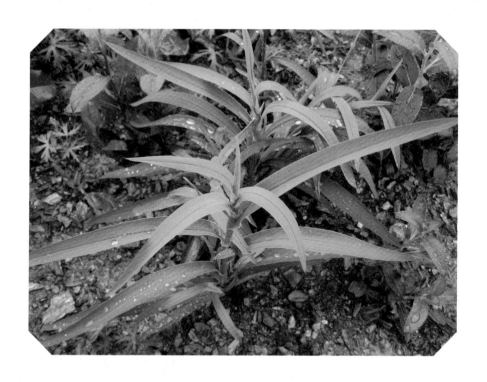

来、胸胁胀痛、头晕目眩、疟疾、月经失调、脱肛、口苦耳聋之症。《别录》一书中说道，'除伤寒心下烦热，诸痰热结实，胸中邪逆，五藏间游气，大肠停积，水胀，及湿痹拘挛。亦可作浴汤'。"庞宪见李时珍认真地看着自己，于是继续说道："柴胡可与黄芩、人参、甘草、生姜、半夏、白芍、青皮、枳壳、山栀、当归、白术、茯苓、车前子、决明子等药材相配伍，并且还能治疗肝经郁火、血虚劳倦、筋骨疼痛、黄疸、肝黄之症。但是肝阳上升以及真阴亏损之人不可服用。"

李时珍终于露出满意的笑容，对徒弟点了点头。

"师父，我看您还是先回屋休息一下吧。现在没什么人，我来照看药堂就行了，若是遇着急病、重病，我再去请您。"庞宪轻声说道。

前胡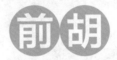

——清热化痰之良药

"师父，今日一早，徒儿温习前胡这味药材时，怎么也记不得那日您开出的'前胡散'的药方了。"庞宪不开心地嘟起了小嘴。

李时珍正要问徒弟怎么知道前胡散的，便听他说道：

"那日，有位壮汉来找您瞧病。他舌质较红，苔黄腻，脉滑数，时常咳嗽，咳出的痰为黄色，同时还伴有气喘之症。您说他这病属肺热咳嗽，起因是情志抑郁，导致肺内郁热，液则化痰，痰多则生热，进而引起肺气失宣。随后您开出的药方便是'前胡散'。"庞宪记忆力好，又聪明，总能将病例记得一清二楚。

李时珍明白了，遂为徒弟解释道："取一两半去掉芦头的前胡以及去心且焙烤过的麦门冬，一两去心的贝母以及白前，一两

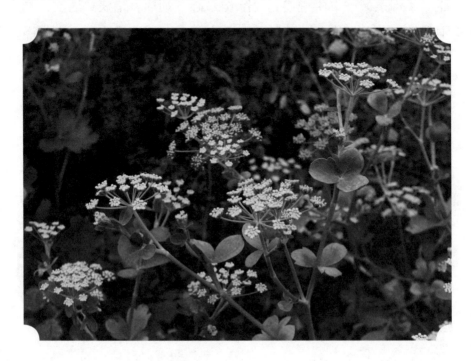

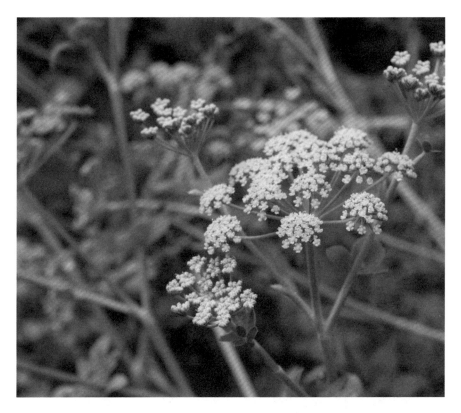

去瓤且麸炒过的枳壳，一两半芍药、去掉根节的麻黄以及蒸过的大黄；将此八味切成麻豆大小，每次取三钱加入一盏水中，煎取至七分，过滤掉渣滓后，吃过饭后温服，一天两次即可。"

"嗯！我记住了！这次肯定不会忘了！"庞宪说着便向外走去。

"宪儿，你既然温习了前胡，那为师可要考考你！"李时珍叫住徒弟，有心考考他。

"没问题！那先说它的特征吧！"庞宪毫不犹豫地说道，"前胡是多年生的草本植物。它具有粗壮的灰褐色根茎，其形状为圆锥形。其茎为圆柱形，从上部开始分枝。前胡的叶片有三角状卵形以及宽卵形之分，分裂并具柄，边缘有圆锯齿，叶片正反面通常都不具毛。其花开在8—9月，花期很短，花朵生于顶端或侧面，并形成复伞形花序，花瓣为白色，且呈卵形。前胡的果实为棕色的卵圆形，其上生有短毛。"见师父没说话，庞宪继续说道："至于它的

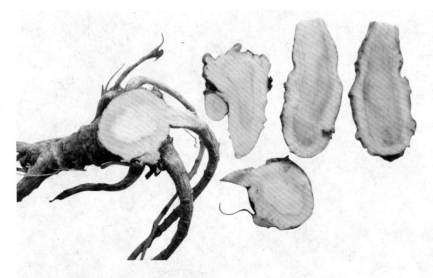

药性，前胡以干燥的根入药，其性微寒，味苦、辛，归于肺经。师父您给我看的笔记中说它'清肺热，化痰热，散风邪'，因此咳喘痰多、风热咳嗽、胸膈闷满、痰黄黏稠、痰热喘满之症均可用它来治疗。"

庞宪见李时珍点了点头，于是向外走去。

"这便走了？"李时珍突然开口说道。

庞宪抬起的脚悬在了半空。"糟了，我哪里说错了吗？不对，我若是说错了，师父一定会纠正我的。可是我将该说的全部都说了啊！师父不会是故意考验我的吧……"想到这里，庞宪赶紧开动所有脑筋，仔细回忆看过的医书。

"还有，《本草经集注》中曰，'半夏为之使。恶皂荚。畏藜芦'。"说着，庞宪笑着转过身来，又想起什么，道："嗯……那个……前胡与麦门冬、贝母、杏仁、桑根白皮、甘草一同入药，还可治疗心胸不利，烦热不安之症，此药方也被称为前胡饮。嗯……还有什么呢？"庞宪不禁紧张起来，小手捏着衣角搓个不停。

"别紧张，你说得非常正确。为师不过是想告诉你，你后背有一块污渍。"李时珍忍笑道。

"哎呀，师父！我不理您了！"庞宪说着就跑了出去。

防风

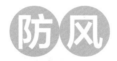

——妙治眼疾之神药

"师父，您快来看呀！咱们家园子里的接骨木开花了！"庞宪开心地嚷嚷道。

"接骨木？园子里什么时候种了接骨木？"李时珍有点纳闷。

"师父，您快来呀！您看，这小白花，好漂亮呀！"庞宪不禁感慨道。

"来啦，来啦，别催了！"李时珍快步走了过来。

"宪儿，你是不是只认识接骨木？怎么所有开小白花的草药到你嘴里都成了接骨木？"李时珍看着院子里的植物，又想想庞宪方才所说的话，简直哭笑不得。

庞宪专心看着小白花，并未听出李时珍话里的意味，便答道："何止接骨木这一种，徒儿可认识好多草药呢！"

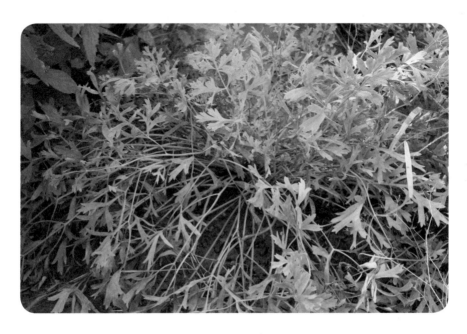

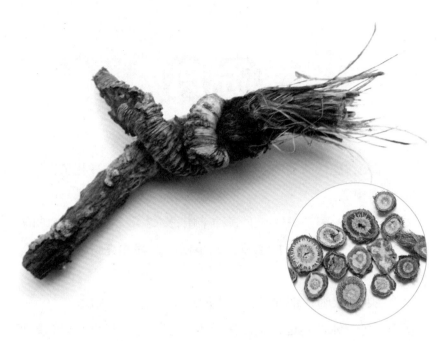

"那你再好好看看，这到底是不是接骨木？"李时珍敲了下徒弟的小脑袋，说道。

"是呀！我看了好多遍了……哎哟……师父您打我干吗？"庞宪头上无故吃了一颗栗子，不满地抱怨起来。

"傻孩子，这是防风。并不是所有开小白花的都是接骨木！"李时珍加重了语气。

"啊？防风？"庞宪挠着小脑瓜，疑惑不已。

"您这么一说，这好像确实是防风！"庞宪再次认真观察起眼前的植物。

"不是好像，它就是！说说防风的特征。"李时珍顺势坐下，准备考考这小徒弟。

"这个，防风……师父……"庞宪那委屈的表情早已告知了李时珍结果——他忘记了。

"你呀！只记得一个接骨木可不行！"李时珍无奈地摇了摇头，说道，"防风是多年生的草本植物，它具有粗壮的圆柱形根，且呈淡黄棕色。其茎具有较多分枝，且为单生，具细棱。叶片有长

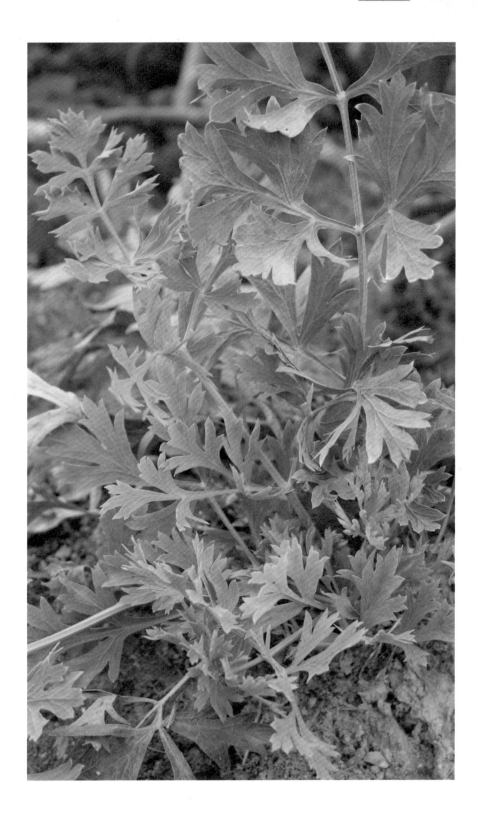

圆形以及卵形之分，且有茎生叶与基生叶之分，叶片为羽状分裂。其开花在8—9月，花期较短，花朵生于茎部或分枝处，并聚集成复伞形花序，花瓣为白色的倒卵形。防风结双悬果，形状有椭圆形与狭圆形之分。"

说完，李时珍又问小徒弟："你可记得它的药性？"

"防风的药性？这个……师父……"庞宪又是一副迷茫的表情。

"也忘了？"李时珍摇了摇头，只好继续说道，"防风以根入药，其性微温，味辛、甘，归于肺经、脾经、肝经以及膀胱经。它有止痉、祛湿止痛、散风解表之效，因此常用于治疗脾虚湿盛、破伤风、风湿瘙痒、外感表证以及风湿痹痛之症。但防风在使用时是有禁忌的，阴血亏虚、热病动风之人不可使用。先前有位老妪患有眼疾，眼内浑浊，视物不清，你可还记得为师是用何种药方治疗的？"

"用了防风……师父，徒儿错了，徒儿一点印象也没有了。"庞宪已经把头埋进了胸口，活像一只鸵鸟。

"取六钱防风和甘草，五钱黄连以及三钱去油的蕤仁，将其熬出浓汁，制成蕤仁膏，每日点涂。"李时珍无奈地说道。

经李时珍的提醒，庞宪方才恍然大悟："我想起来了！"随即大声说道："防风还可与地骨皮、炙甘草、防己、葵子等相配伍，以此来治疗骨蒸烦热以及小便淋涩之症。"

"没错！"李时珍的脸上终于露出一丝微笑。

"我要将防风的这些特点全部记录下来，可不能再忘记了。今天的事太丢脸了。"庞宪反思道。

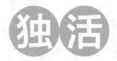 独活

——治疗风湿痹痛的良药

庞宪来到书房为李时珍倒茶水，见李时珍正伏案写作。庞宪一时好奇，便探头去看那纸上写着什么，只见"试题"两个大字赫然立于纸上。庞宪已离开学堂许久，突然见着这二字，心中还是忍不住生出一股紧张感。

"师父，这是建元学堂的试题吗？"庞宪有些好奇地打听道。

"不是的，这是为师给你出的试题。"李时珍笑道。

"啊？给我出的？师父，您怎么跟私塾的先生一样啊？还要考试？"庞宪顿时惊吓不已。

"不过就是个考试而已，看把你吓的！"李时珍摇着头笑道。

"师父，您一定要以这种'惨绝人寰'的方式来考验我吗？"庞宪面带最后一丝希望，看着李时珍说。

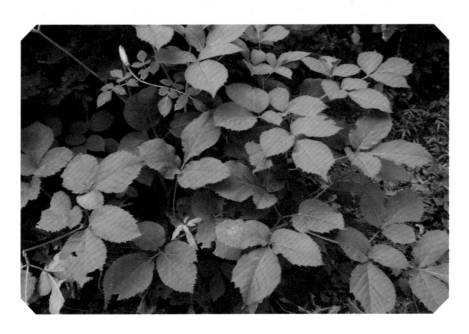

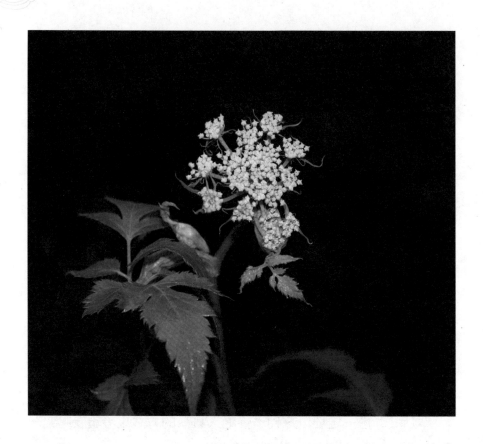

　　"你这孩子，这么害怕干什么？为师出的题很简单，你肯定能答出来。"李时珍似乎对徒弟十分有信心。

　　庞宪哪敢不听师父的话，只好乖乖接过试题，仔细看了看，不禁念出了声："第一题：隔壁王甲的脉弦滑，舌苔薄白，舌质黯淡，其病起因为风痰瘀血而导致脉络受到阻塞，进而引起中风不语之症。此病该如何治疗？对症之药有何药性？该药又具有哪些外形特征？"

　　庞宪的眼睛骨碌碌转了几圈，随后答道："我记得王大爷就曾得过这种病。将一两独活加入二升酒中，煎至一升。再将五合大豆炒出声音，用大豆将药酒焐热，用布盖在药酒上放置一段时间，每次服用三合。"

李时珍点了点头，庞宪底气足了些，继续说道："独活以其根入药，它性微温，味辛、苦，归于肾经、膀胱经。独活对于风寒湿邪所引起的头痛、腰膝酸痛、手脚痉挛、牙痛、风湿痹痛、胸胁疼痛以及少阴伏风引起的头痛极为有效，因为它是一种可以止痛、祛风除湿、散寒的药材。《本经》中说它'主风寒所击，金疮止痛，奔豚，痫痓，女子疝瘕'。不过，阴虚血燥之人要谨慎服用才行。"

庞宪见李时珍并未说话，心里生出些许不安：莫非答错了？不，若是我说错了，师父一定会纠正我的。难道是答案不够全面？

他只好继续说道："独活酒可以治疗风湿痹痛，其药方为四两独活、石南，三两防风，二两天雄、茵芋、乌头，将此六味加入二斗酒中，浸泡七日，每次服用半合，服用三日。独活散可以治疗诸痈疽，其药方为一两独活、莽草、川芎、大黄、赤芍药、黄芩、当

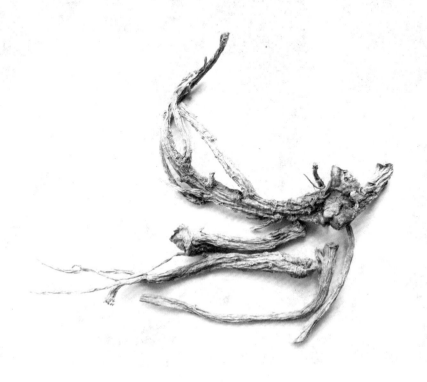

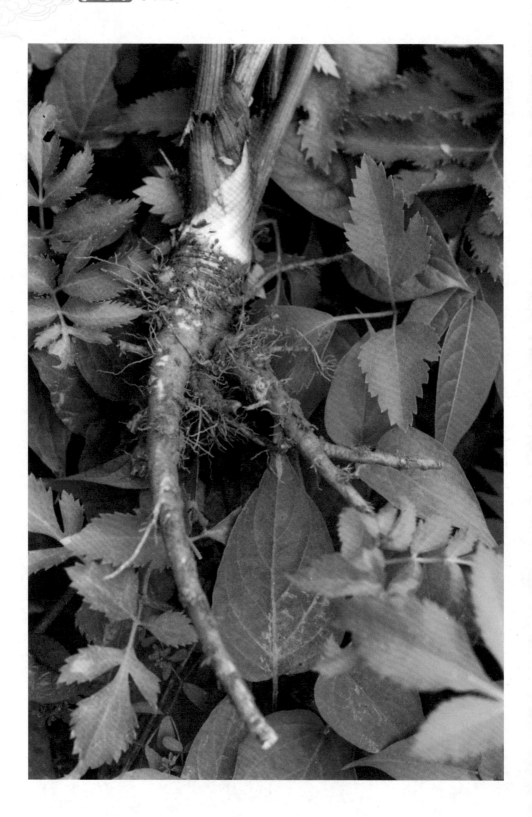

归，将其七味捣罗为散，分为两份，先将猪蹄放入二升水中煮熟，去掉猪蹄后放入药材，再次煎煮后去掉渣滓，就着热时清洗疮伤。嗯……还有，独活还可与白芍药、防风、桂心、甘草、熟地黄、人参、大当归、苍术、羌活、秦艽等药材相配伍，用于治疗风邪伤肾、四肢及面肿、惊痫、妇女产后中风、少阴头痛之症……"庞宪一股脑将自己知道的全部说了出来。

李时珍不作任何表态，只是轻声道："继续。"

庞宪歪着头想了想，又说道："独活是多年生的高大草本，它具有圆柱形的褐色根，并能散发出特有的气味。其茎较高，最高能长至2米，紫色且光滑。叶片为宽卵形，2回3出式全裂；茎生叶柄较为粗大，有重、尖锯齿生于边缘处。独活开花在8—9月，白色的花朵生于顶端、侧面，通常有17~36朵，倒卵形，并形成复伞形花序。其果实呈椭圆形，且具凸起的背棱。"

"不错，今日的考试过关了！"李时珍对庞宪的表现十分满意。

"呼……"庞宪紧绷的神经终于松了下来，"终于结束了！"庞宪捂着头感叹道。

羌活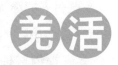

——解表散寒的草本植物

庞宪送药回来的途中，偶然瞧见了同县的张虎。庞宪发觉张虎并未发现自己，就悄悄绕至张虎身后，突然使劲拍了下他的肩膀，并在他背后大声喊道："张虎哥哥！"

庞宪这一声可将张虎吓得不轻，只见他先是耸了下肩，随后慢悠悠地转过身来："是你呀，庞宪！你可吓死我了！"张虎说着抚了抚自己的胸脯，不过他的动作看起来似有些僵硬。

"张虎哥哥，你这是怎么了？怎么动作如此缓慢，像个蜗牛似的。"庞宪这个比喻，将张虎逗得哈哈直笑。

"最近我这肩膀和后背痛得不得了，就连回头都很难。还有这腰，就像要折了似的，简直坐立难安。"张虎说着话，表情十分痛苦。

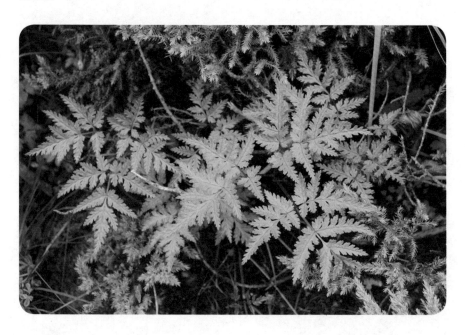

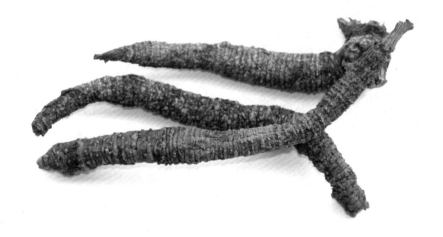

　　庞宪感觉张虎的病并不简单，但自己又说不出个所以然来，只得将张虎拽到药堂，准备向师父求助。

　　"哎呀，庞宪，我都说了没什么大事，用不了几天就自己好了。李大夫那么忙，就不要打扰他了……"张虎一路不断说服着庞宪。

　　"不行，必须让我师父给你看看。"庞宪这脾气执拗起来，任谁也拦不住，张虎只得乖乖随他来到药堂。

　　正巧，李时珍在院内晾晒药草，老远就听见他俩的说话声。

　　"师父，张虎哥哥肩背疼，腰也疼，您能给他看看吗？"庞宪简单地将张虎的病情说给李时珍听，并强行将张虎按在椅子上。张虎只得乖乖将手伸出来，让李时珍为他诊脉。

　　"你这病是由风寒引起的，发于表证，于是出现了肩背疼痛且不可回顾的情况。这病看似是小问题，但却不能掉以轻心，风寒久治不愈，很容易引发其他病症。"李时珍语重心长地说道，"你这病需服用羌活胜湿散，即一钱羌活、独活，五分防风、藁本、炙甘草、川芎，三分蔓荆子，将此七味入二盏水，煎至一盏后滤掉渣滓，空腹温服。"

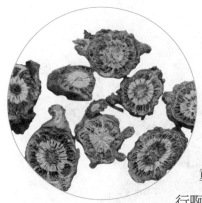

"我师父开出的方子，保准你药到病除！"庞宪自豪地说道，"我去给你抓药！"

"看来今日还真是要谢谢庞宪。我本以为自己这病并无大碍，被他强行拉来才知道病情这么严重，看来以后生病还是要及时就医才行啊！"张虎感慨道。

待张虎走后，庞宪立刻问道："师父，羌活是什么样的草药啊？它有哪些外形特征呢？"

"羌活是多年生的草本植物，最高可长至1米，它具有竹节状的粗壮根茎，其茎为圆柱状，直立向上生长，紫色，并具有纵向的纹路。叶片为羽状复叶，3回3出，有浅至深裂生于边缘，茎上部生出的叶不具柄。羌活开花在7月，花朵为白色，花数较多，形状由卵形过渡至长卵圆形，并形成复伞形花序，总苞片为线形，但凋落较早，萼齿为卵状的三角形。羌活具长圆状的分生果，并具有油

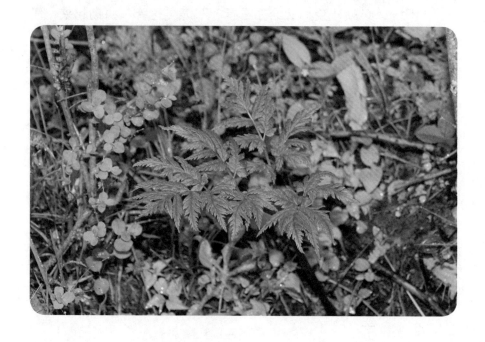

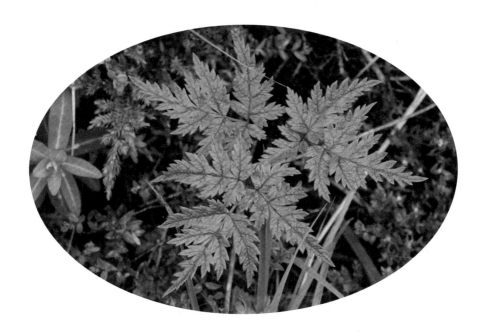

管。"李时珍详细地解答。

"那羌活的药性有哪些呢?"庞宪继续问道。

"羌活具有解表散寒、利关节、止痛、祛风湿的功效,对于风湿痹痛、五更泄泻、浮肿、疮疡肿毒、骨节疼痛、腰膝酸痛、风寒头痛之症有绝佳疗效。《药性论》一书中写道,'治贼风、失音不语,多痒血癫,手足不遂,口面歪邪,遍身顽痹'。羌活以其干燥的根入药,其味性温,味苦、辛,归于肾经、膀胱经。除此之外,羌活还可与蒲公英、荆芥、防风、甘草、苍术、川芎、白芷、黄芩、生地、干姜、附子、白术、人参、紫苏等药材相配伍。"李时珍讲解道。

"我明白了!谢谢师父!"庞宪开心地笑了起来。

土当归

——除风和血的大独活

"庞宪，庞宪，你给我出来。"这天下午，小胖气冲冲地来到药堂。

"小胖？你怎么来了？"庞宪看到小胖来十分开心，并未察觉出小胖语气的异样之处。

"你不是说昨天来找我玩的吗？我等了一天也不见你来，真是气死我了！"小胖说着，一屁股坐在了长凳上。

"啊，你是为了这件事情生气呀！"庞宪方才醒悟，"昨天药堂来了许多病人，我一直忙到天黑。晚上我还要温书，就没有出门了。"庞宪赶紧坐在了小胖身旁，满含歉意道："哎呀，你就别生气了。我这不是事出有因吗？我又不是故意不去找你玩的……"

小胖别过头去不理庞宪，却不停地搓着手指。

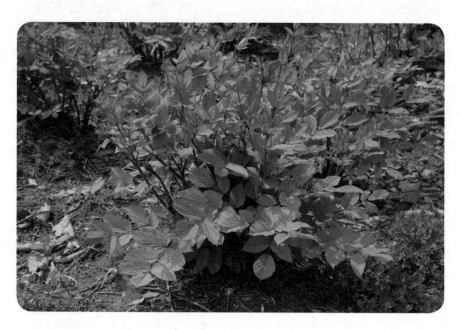

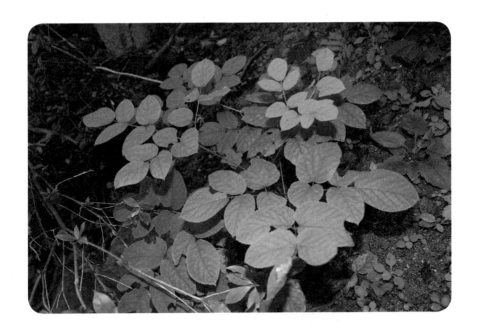

"咦，小胖，你这食指怎么又红又肿的啊？"庞宪突然发现小胖手指有些异常。

"我也不知道怎么回事，可能是睡觉的时候压到了吧。没事，说不定过几天就好了。"小胖满不在意地说道。

庞宪放心不下，又摸了摸小胖的手指："还有些硬。要不让我师父给你瞧瞧吧，我猜你可能患了关节肿毒之症。"

"真的假的啊？你可不要吓我啊？"小胖听庞宪这么说，顿时有些害怕。

"还是让我师父给你看看吧。若真是肿毒，可耽误不得。"庞宪拉着小胖去找李时珍。

"师父，小胖的手指得了病，您给看看吧！"庞宪道。

李时珍诊断之时，小胖不禁小声问庞宪："我这手指还保得住吗？会被切掉吗？"

"不会切掉的，你不要自己吓自己！"庞宪赶忙安慰道。

李时珍为小胖诊脉，又仔细察看了他的手指，这才温和地说："这是关节肿毒之症，起因为热毒侵于体内，而阻塞经络，瘀则不

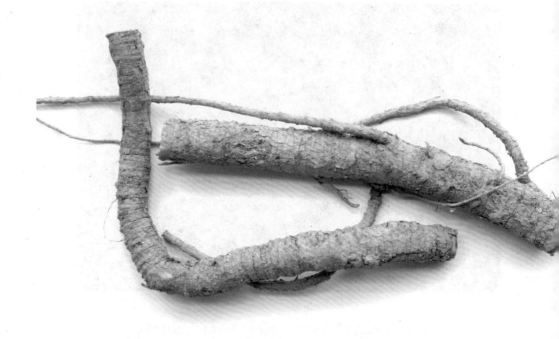

通，不通遂痛。宪儿，你去取五钱土当归，五钱苍术，四钱黄柏，煎汤给小胖喝。"吩咐完徒弟，李时珍又转身和蔼地对小胖说："一日两次，病好即停药。"

"好！"庞宪大声应道。他看向小胖，颇得意地说："果然我说得没错，你这就是关节肿毒之症。"

"庞宪，今天要不是你，我这病情恐怕会更加严重，我真得好好谢谢你！"小胖诚恳地向庞宪鞠了一躬。

"你突然这么有礼貌，我还真有点不习惯呢！你别挂心了，咱俩是好朋友嘛！我去给你煎药！"庞宪一脸豪爽地说。

"我同你一起去。你知道土当归是什么吗？我总是听我奶奶提起这味草药。"小胖跟着庞宪耳濡目染，平时对中草药也很感兴趣。

"当然知道啊！这土当归是大独活的根，其性温，味温，归于肝经以及肾经，它有辛散温通以及除风和血之效，对于治疗闪挫、关节肿痛有极好的疗效。但是，大便溏泻以及湿阻中满之人不可服用。"庞宪认真地向小胖解释道。

"你可真厉害！记得如此清楚。那土当归又长什么样子呢？"小胖不禁好奇地问。

"若要说土当归的植物形态，那便是说大独活了。大独活为多年生的高大草本，最高可长至2米，且具较短根茎。它的根为圆锥形，并具分枝；其茎较为粗壮，且呈紫色，但不具毛。叶片形状为近三角形，羽状分裂，茎生叶均具叶柄，并有锯齿生于边缘处。大独活的花开于7—9月，花朵为深紫色，且聚集为复伞形花序，花瓣为倒卵形，并具有紫色苞片。其果实初为紫红色，成熟后，渐渐变为黄褐色，形状为卵圆形。"庞宪边煎药，边给小胖解说。

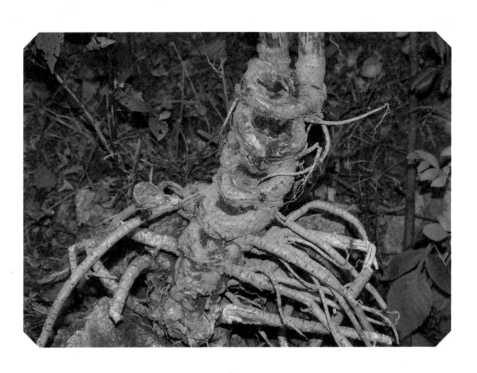

"原来是这样！我今天也学到了新的知识，真开心！"小胖笑道。

"等汤药煎好了，趁热喝掉，你的手很快就会好的！"庞宪也跟着笑道。

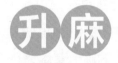

升麻

——清热解毒的良药

"李大夫，我近来总是感到头痛难忍，有时身体也跟着痛，还很怕冷。虽说现在是夏天，可我依旧盖着棉被入睡，出门也要多穿一件衣服才行……"这是今日来的第一位病人，一位二十七八岁的女子。

李时珍为其诊断道："你脉浮数，苔薄白，所患之病为太阳病之中的伤寒症。伤寒以六经来辩证，其中六经即太阳、太阴、少阳、太阴、少阴、厥阴。而太阳主表，寒邪入侵之时，多以太阳开始，遂出现如此之表证。你这病需服用升麻葛根汤，每日温服，并无时间限制，病好则停止服用。我已将药方写在纸上，你随我徒儿去取药即可。"李时珍耐心地说。

"好，谢谢您，李大夫！"女子连忙道谢，取过药后便离开了。

"师父，我见您给的药方为：等量升麻、锉细的干葛、锉后的

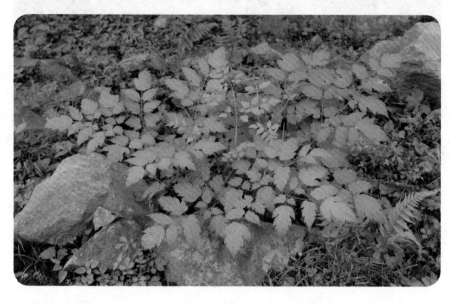

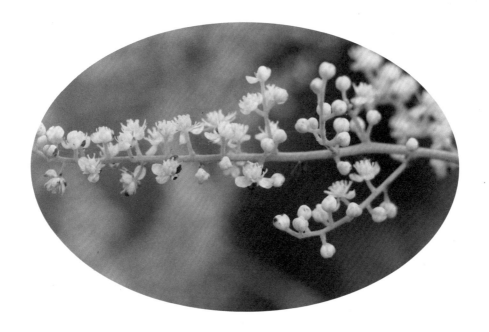

炙甘草、芍药，将四味研为粗末，每次取四钱加入一盏半水中，煎至一盏服用。为什么要加入升麻这味药材呢？"庞宪不解道。

"升麻以其干燥的根茎入药。其性微寒，味甘、辛，归于肺经、脾经、大肠经以及胃经。它具有升阳、清热解毒、发表透疹之效，因此常用于治疗伤寒、头痛寒热、中气下陷、久泻久痢、脱肛、口疮、麻疹不透、痈肿疔疮、妇女崩漏、时气疫疠、咽喉肿痛、阳毒发斑等症。除此之外，升麻还可与前胡、甘葛、牛蒡子、栀子、荷叶、苍术、马牙硝、玄参、花椒、甘草、黄连、人参、大黄、薏苡仁、地榆、柴胡、陈皮等药材相配伍；它还可以治疗雷头风、咽喉闭塞、口热生疮以及脾不升清证等病。"李时珍一一为徒弟讲解道。

"那升麻长什么样子？徒儿还从未见过升麻的原植物呢！"庞宪又有了新的疑惑。

李时珍似乎知道徒弟会这么问，笑着继续说："细致说来，升麻分为升麻、大三叶升麻以及兴安升麻。其中，升麻多长于我们这里，今日为师就先为你讲升麻。它是一种多年生的草本植物，最高可长至2米。它具有粗且壮的黑色根茎，其茎直立生长，且具

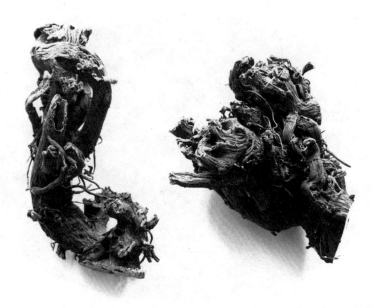

分枝。叶片为羽状复叶，并有茎生与侧生之分，通常具柄，有锯齿生于边缘。升麻开花在7—9月，花朵分白色和绿白色2种，并聚集为复总状花序。升麻结蓇葖果，为长球形，并具有褐色的椭圆形种子。"

"那升麻这味药材在使用时，可有禁忌？"庞宪又问。

李时珍端起茶喝了一口，看到小徒弟一脸的求知欲，只好接着说："《本草经疏》一书中说道，'凡吐血鼻衄，咳嗽多痰，阴虚火动，肾经不足，及气逆呕吐，惊悸怔忡，癫狂等病，法咸忌之'。先前有位老人家因胃火上攻而引起了牙痛，又因牙痛之牵引而引起了头痛，并且他的牙齿碰不得热水，只有用凉水才有舒服之感。治疗老人家的药方中就用到了升麻，即取一钱升麻、黄连、当归、生地黄，二钱牡丹皮，将这五味一同煎水。此处的升麻为药方中的臣药，因其有清热解毒、升而能散之效，并能归于胃经与大肠经，此方也被称为清胃散。"

庞宪听完，认真地说："我这就将升麻写下来，否则忘了可就不好了！"

李时珍笑着点了点头。

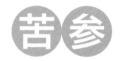

苦参

——清热利尿的苦药

"李大夫，不知怎的，我生了疥癣。这一痒起来简直搅得我不得安宁，有时还会流出黄色的脓水，恶心极了！我这手脚全部长满了这恶心的东西……"正在述说病情的，是今日的第二位病人，一位四十岁上下的中年人。

"你这病为风疾，是因风毒入侵于皮肤所引起的症状，其病因出于肾脏。"李时珍为其诊断道。

"李大夫，我这病还能治吗？您可一定要救救我啊，我现在这样简直生不如死啊！"男子哽咽着说道。

"每日服用三十丸，以好茶吞服，或者以荆芥汤服下，但一定要在饭后服用。"李时珍从药柜里拿出一瓶药递给病人。

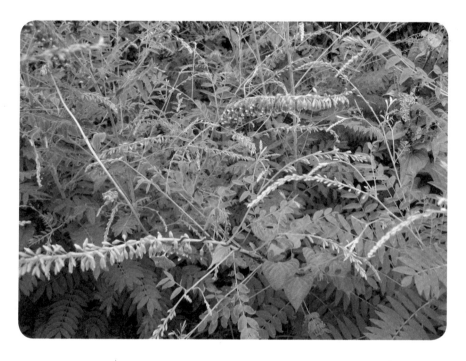

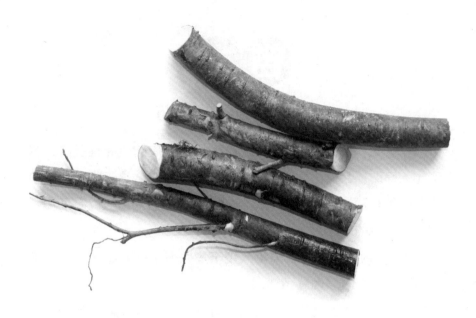

"好，我肯定按时吃药，谢谢您李大夫！"说着，男子便离开了。

"师父，您刚才给那人的是什么药丸啊？徒儿很是好奇。"庞宪急着开口道。

李时珍答道："那是苦参丸。"

"苦参丸？它是如何制成的呢？"庞宪更加好奇了。

"制作此丸，需取三十二两苦参，十六两去掉梗的荆芥，将此二味研磨为细末，加入水后制作成如梧桐子般大小的丸子即可。"李时珍边清理着药柜，边说。

"哦，原来如此！苦参……苦参可是长得如此模样？"庞宪努力回忆了一下，便接着说了起来："它是一种落叶灌木，最高可长至三米。它具有圆柱状且呈黄白色的根。其茎直立生长，具有较多分枝，且长有纵向的沟纹。它的叶片为互生的羽状复叶，形状为披针形至线状披针形，全缘。苦参的花开于6—7月，花期较短，花朵生于顶端，并形成总状花序，花冠为淡黄白色。苦参结线形的荚果，具有3~7颗黑色的种子，形状为近球形。"

　　"不错，这苦参的外形特征你说得丝毫不差。那它的药性你可了解？"李时珍继续问道。

　　"不太了解……"庞宪开始支支吾吾起来，最后只好说，"师父，还是您讲给徒儿听吧！"

　　李时珍摇摇头，想着这徒弟还得好好训练，开口解答道："苦参以干燥的根入药，性寒，味苦，归于心经、胃经、肝经、大肠经以及膀胱经。肠风下血、中恶心痛、赤白带下、伤寒结胸、湿疹、皮肤瘙痒难耐、疥癣麻风、疥癞恶疮、黄疸、疳积、痔漏、脱肛、热病且伴随狂邪之症以及瘰疬、热毒血痢以及滴虫性阴道炎均可用苦参治疗，因其具有祛风杀虫、清热燥湿、利尿的功效。苦参还可多方入药，尤其可与地黄、龙胆、五倍子、陈壁土、牛膝、海螵

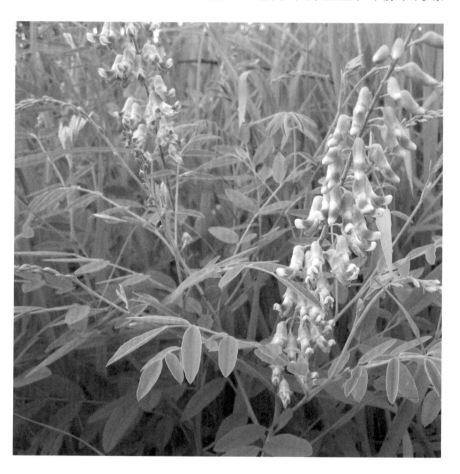

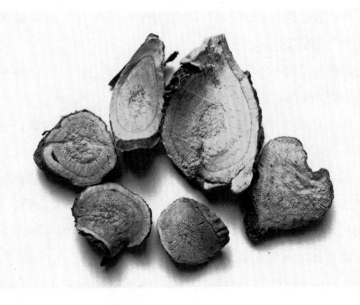

蛸、枯矾、黄柏、苍术等药材相配伍；它还能治疗血痢不止、月食疮、牙龈出血之症。此外，将苦参研磨为末后，与香油一同调和涂抹于患处，可治疗火烧伤。"

"我想起来，《本草经集注》一书中过道，'玄参为之使。恶贝母、漏芦、菟丝子。反藜芦'。还有，脾胃虚寒之人也不可服用苦参。当然，苦参也不可久服以及过量服用，否则会损伤肾气。"庞宪在一旁补充道。

"你说得没错。"李时珍笑着说道。

"那我这便去唤下一位病人！"庞宪也跟着笑了起来。

白鲜

——"白鲜皮散"之君药

"李大夫，我女儿近来总是打喷嚏，流鼻涕，并且一直口渴，咳出来的痰是黄色的。起初我以为她是受了寒，喂她喝了几天甘草水却并未见效，烦请李大夫为她看看。"说话的是一位妇人，她带着女儿来看病。

李时珍为小女孩儿诊过脉后，说道："她的脉浮数，舌苔薄白，此为风热证，确切说来为小儿心肺风热壅滞。风热之邪侵入体内，犯于表，因此引起肺气失和，治疗则以疏风散热为主。"

"请问李大夫，小女这病该如何治疗呢？"妇人一听，顿时有些着急。

"此病需服用白鲜皮散，即取三钱白鲜皮、沙参、人参、知母、犀角、防风，六钱炙甘草，每次取三钱煎汤服用。"李时珍解

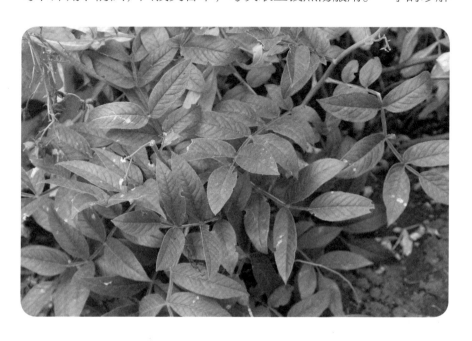

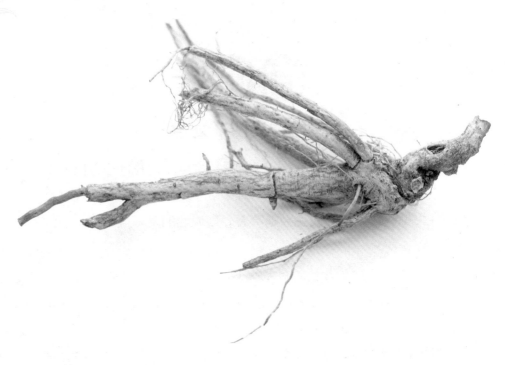

释道。

妇人取过药，一番感谢后便带着女儿离开了。

"师父，徒儿有一个疑问，您方才开出的药方中，为什么要加入白鲜皮这味药材呢？"庞宪赶忙凑到李时珍身旁问道。

"白鲜皮具有清热解毒以及祛风之效，同时它也是此方中的君药，不可缺少。"李时珍解释道。

"那白鲜皮还有没有其他药性呢？都可以治疗哪些病症呢？"庞宪追问道。

李时珍耐心地解答道："白鲜皮性寒，味苦、咸，归于脾经、胃经、膀胱经以及小肠经。它有清热解毒、祛风燥湿、止痒、泻火之效，因而多用于治疗风热疮毒、皮肤瘙痒、黄疸、疥癣、风湿痹痛之症。白鲜皮与苦参、苍术、连翘、知母、防风、地肤子、黄柏、薏苡仁等药材相配伍时，还可治疗皮肤溃烂流黄水、尿赤、妇人产后中风、痫黄以及关节红肿痛等症。白鲜皮，气寒善行，味苦性燥，为诸黄风痹要药，世医止施之疮科，浅矣。"

"那白鲜长什么样子呢？"庞宪又问。

"白鲜是多年生的宿根草本植物，最高可长至一米。它的根斜向生长，且呈肉质。其茎则直立生向上生长。叶片为椭圆至长圆形，对生，最多能长13片小叶，并有细锯齿生于边缘。白鲜开花在5月，花期较短，花朵聚集为总状花序，且具有花梗，花瓣为倒披针形，且呈淡紫色或紫红色。白鲜的蒴葖果分为5个果瓣。其种子分为近圆球形以及阔卵形。"李时珍描述道。

庞宪点着头，小眼珠却不停转来转去。

"在想什么呢？"李时珍问道。

"我总觉得白鲜这名字很是耳熟，可我怎么也想不起在哪里听过。"庞宪皱起了眉头。

"会不会是在你读私塾的时候，有位叫白鲜

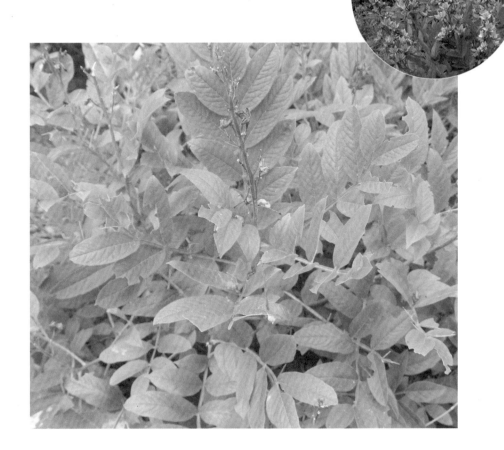

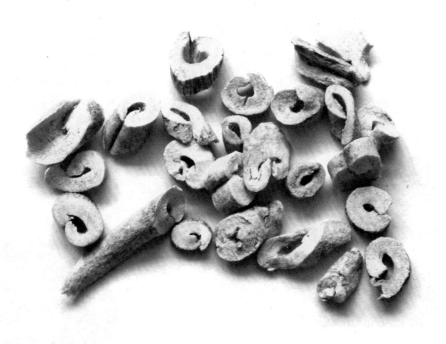

的同学？"李时珍笑道。

"哎呀，师父，您又拿我寻开心！"庞宪立刻嘟起了小嘴。

"我想起来了！张婶家院子里便种了白鲜！有一次我去给张婶送草药，她跟我说，有一年她女儿得了产后中风，师爷爷开的药方，就是将十八钱白鲜皮加入三升水中，煮至一升，分次服用。此方中白鲜皮的作用为祛风，这药方也被称为白鲜汤。"庞宪兴奋地说道。

"嗯，你记得不错。"李时珍也跟着笑了起来。

延胡索

——可配童子尿的活血止痛药

"哎哟……累死了……"庞宪躺在院子里，整个人呈"大"字状瘫倒在椅子上。

"累坏了吧？"李时珍边收拾着案几上的杂物，边说道。

"太累了！一、二、三……师父，您今天一共看了十五位病人。"庞宪一边伸手数数，一边说道。

"才十五个病人就把你累成这样。若是五十个，你岂不是连抱怨的气力也没有了？"李时珍笑道。

"现在我这脑子已经像木头一样，根本运转不了了。师父……"庞宪挣扎了坐起身，"我算了算，我觉得我呀，五行缺吃肉！"庞宪一本正经地说道。

"哈哈哈哈……"李时珍听后，止不住地笑了起来。

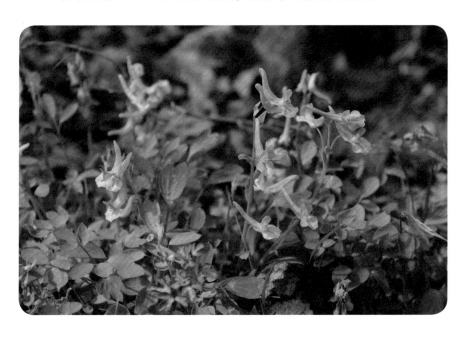

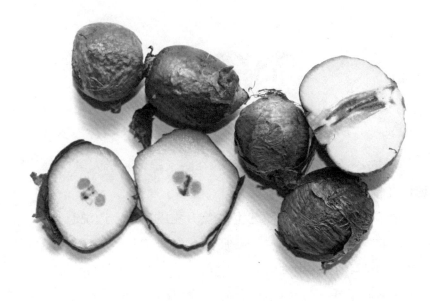

　　"师父，您笑什么啊？我说认真的呢！"庞宪说着，也跟着李时珍"哈哈"大笑起来。

　　"我看你呀，是五行缺个脑子！"李时珍大笑着说道。

　　"师父，您看您，又调皮了不是！总是拿我逗趣！"庞宪假装大人的口气说道。

　　"你这个孩子，真是越来越不分大小了！"李时珍摇着头笑道。

　　"请问，李大夫在家吗？"门外传来一个声音。

　　"在，您请进。"庞宪赶忙站了起来。

　　"李大夫，两个月前我不小心从山坡上跌了下去。我当时只受了些轻微的皮外伤，但是近来我总是感到肋部疼痛，也不晓得因何而起，还烦请您帮我看看。"来者是位四十岁左右的中年男人。

　　李时珍看完诊，才说："你这是肋骨骨折后有瘀血停滞于腹内；瘀则不通，不通所以出现疼痛之感。你这病虽不难治，但是我这药堂缺少一味药引……"

　　"缺少什么？我立刻去找！"男子抢着说道。

　　"需取一合童子尿。"李时珍不紧不慢地回答。

　　听到童子尿三个字，庞宪忍不住偷偷笑了起来。

"那药方又是什么呢？"男子急切地问道。

"一两延胡索、刘寄奴、骨碎补，将此三味加入二升水中，煎至七合，再将一合酒以及一合童子尿放入其中，温服即可。"李时珍道。

"我明白了！谢谢李大夫！"男子取走草药后便迅速离开了。

"师父，延胡索是什么药呢？这药名听起来有些陌生。"庞宪疑惑不解道。

"延胡索是一种多年生的草本植物，它具有圆球形的块茎。其茎直立生长，并具有分枝。叶片有些具裂或深裂，并具有叶柄，有2回3出以及3回3出之分。延胡索的花聚集为总状花序，且为紫红色，通常生有5~15朵；苞片具全缘，并具有较短的花梗。其蒴果为

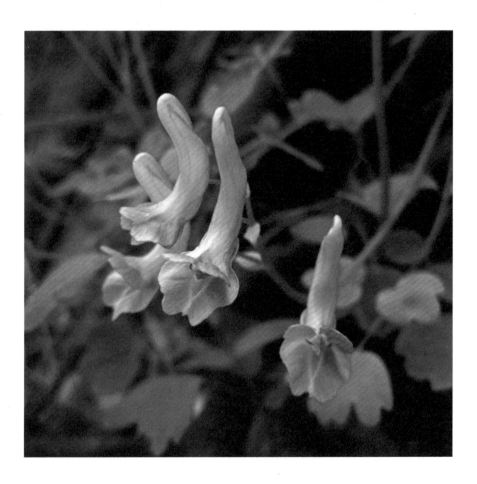

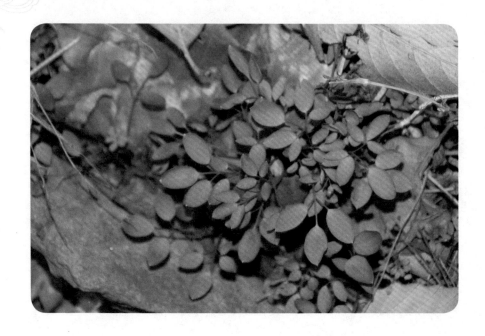

线形且具一列种子。"李时珍解答道。

"那延胡索的药性呢？"庞宪追问道。

"延胡索以干燥的块茎入药，其性温，味苦、辛，能归于脾经以及肝经。因为它具有行气止痛，活血化瘀之效，故能治疗跌扑损伤、妇女闭经或痛经、脘腹疼痛、胸胁疼痛及妇女产后瘀阻之症。延胡索多方入药时，还可与鳖甲、琥珀、荆三棱、没药、熟附子、木香、大黄等药材相配伍。《本经逢原》中说道，'延胡索色黄，入脾胃，能活血止痛，治小便溺血。得五灵脂同入肝经，散血破滞'。但是血热气虚以及孕妇万万不可使用。"李时珍详细地解答道。

听完师父的话，庞宪的眉头紧锁着，仿佛在思考什么难题。

"瞧你这为难的样子！是哪里没听懂吗？"李时珍询问道。

庞宪摇了摇头，表情凝重地开口："师父，用童子尿做药引，真的没味道吗？万一这小孩上火了，尿出了赤色的尿可如何是好？"

李时珍愣了片刻，随后大声笑了起来："你这个孩子啊！真是个小机灵鬼！"

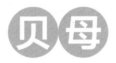 贝母

——止咳润肺的“莲子”

"师父……出大事啦！师父，您快来看呀！"庞宪在药堂里大声喊道。

"一惊一乍的，出什么事啦？"李时珍赶忙跑了过来。

"师父，您看，这里有味药材放错了位置，您却没发现……"庞宪说道。"但是我可以保证，这次肯定不是我放错的！"庞宪信誓旦旦地说道。

李时珍朝庞宪所指的抽屉看去，随后便一声不吭地走到一边，坐了下来。

庞宪见师父不说话，以为师父不好意思了，更加得意地说："您看是不是放错了？这是莲子，却被放在了贝母的抽屉里。"

"你再好好看看，那到底是什么。"李时珍面无表情地说。

"莲子啊……这是莲子啊……"庞宪挠着小脑瓜说道，又凑近

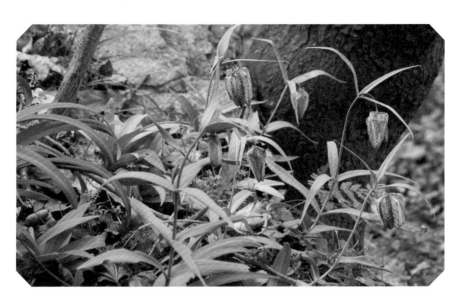

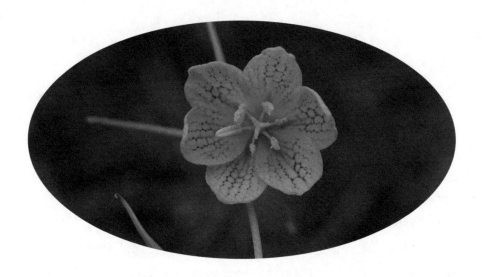

仔细看了看。"哎呀，不对，这是薏苡仁！对对对，这是薏苡仁！看我这眼神，薏苡仁跟莲子都分不清了。"庞宪小声嘀咕道。

"傻孩子，药材并未放错位置，那些就是贝母。"李时珍无可奈何地说道。

"啊？贝母？这……仔细看看，它确实跟莲子、薏苡仁不大一样。"庞宪仔细观察后说道。

"贝母为多年生的草本植物，它具有圆锥形的鳞茎，其茎直立生长，但较矮。叶片为披针形至线形，多为对生，此外有少数轮生或散生，但不具柄。贝母的花开在5—7月，花朵生于茎部顶端，且为单生，外形为钟状。贝母的蒴果具纵向的翅。"李时珍为徒弟解惑道。

"那它具有什么药性呢？"庞宪忙问。

李时珍缓缓开口道："贝母以其鳞茎入药，其性微寒，味苦、甘，归于肺经以及心经。它有润肺之效，因此多用来治疗咳痰带血、干咳少痰、阴虚劳嗽以及肺热咳嗽之症。贝母多方入药时，还可与天竺黄、硼砂、知母、牡蛎、生姜、荆芥、薄荷、胡椒、土豆根等相配伍。但脾胃虚寒以及湿痰之人切不可服用。《本草经集注》中还说它'恶桃花，畏秦艽、矾石、莽草，反乌头'。"

"先前刘大爷得了伤寒，痊愈后却突然咳嗽不止。他因没有及时就医，日久便转为唠嗽，久咳成痨便伤及了肺部，你可还记得我是用何种方法医治的？"李时珍引导庞宪回忆病例道。

"嗯……我记得您好像给刘爷爷服用了一种药丸。至于名字，我不记得了……"庞宪摇了摇头。

"我给刘大爷的，正是贝母丸。取一两半煨后变为微黄的贝母，一两剉过的炙甘草，一两去掉芦头的桔梗，一两洗去苗土的紫苑以及半两杏仁，需将杏仁应先用汤浸泡一段时间，然后去掉尖头以及外皮，再用麸炒至微黄色。将这五味药材捣罗为末后，加入蜂蜜制成梧桐子般大小的丸子，便是贝母丸。"李时珍耐心地为徒弟解释道。

"师父，您前些天可是将一包贝母放在了桌子上？"庞宪突然问道。

"没错，那就是贝母。"李时珍不明所以。

"糟了！"庞宪说着向药柜处跑去，"我错将贝母放进了莲子的柜子里。这回是真的出大事了……"

"你啊！幸好那一包贝母的数量并不多。"李时珍感叹着摇了摇头，上前帮着庞宪一起整理放错的药草。

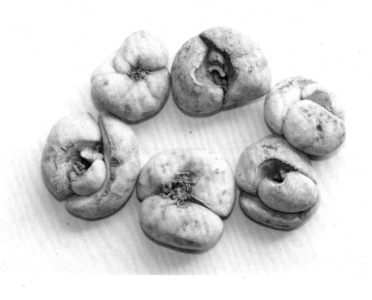

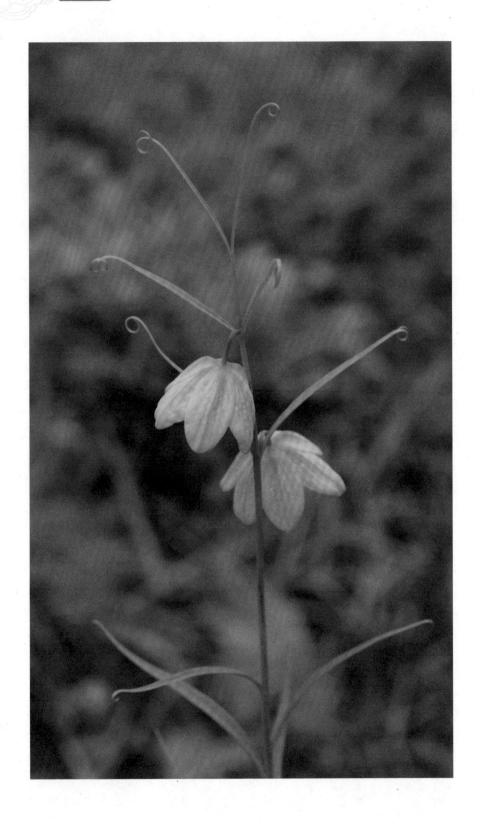

山慈姑

——除虫药方之君药

一大早，庞宪趴在院子里的长凳上，嘴里哼哼唧唧地不知在说什么。

"怎么了宪儿？一大早便一副无精打采的样子。"李时珍关切地询问道。

"师父，我发誓，我以后再也不一次吃半个西瓜了！我昨晚整整跑了一夜茅房，腿都要跑折了……"庞宪有气无力地说道。

"早就告诉过你，西瓜吃多了容易拉肚子，你偏不听。现在吃到苦果子了吧？"李时珍略带责备地说道。

"请问李大夫在家吗？"门外响起了女子的声音。

"哎哟……在呢，您请进！"庞宪挣扎着想要起身。

"你就趴在这里吧。好生休息，不要乱动了。"李时珍按下徒

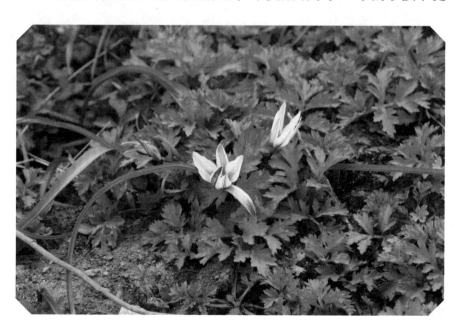

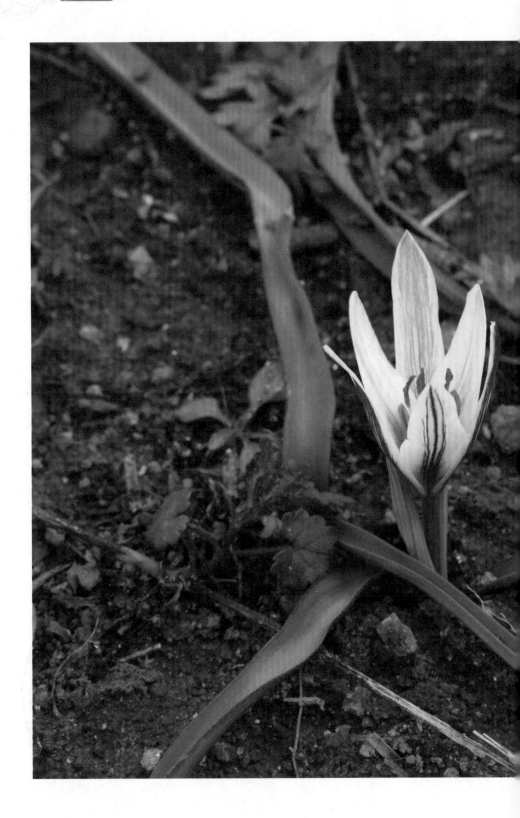

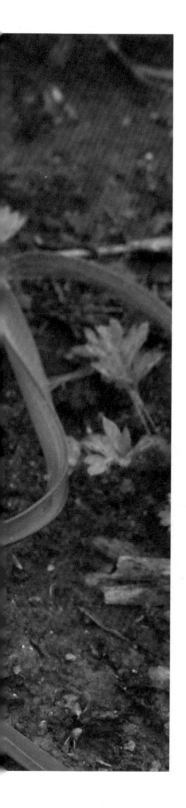

弟，前去开门。

李时珍将前来看诊的一对母子请到药堂。没一会儿，女子就抱着孩子离开了。

"师父，刚才那小孩得了什么病啊？"庞宪好奇地问道。

"你怎么知道是孩子生了病？"李时珍笑着反问道。

"这还不简单，我看那小孩面黄肌瘦，并且从进门开始就一直捂着肚子，肯定是病了呗！"庞宪得意地说道。

"那孩子肚子里生了绦虫，平日里吃不下饭，所以才如此瘦弱，再加上睡眠不安，人也没什么精神。"李时珍答道。

"师父，您开的是什么方子呀？"庞宪好奇地追问。

"取二钱酒炒热的山慈姑以及等量枯矾、续断子、明雄黄、鹤虱、雷丸、川黄连、川干姜、青黛、炒吴茱萸、升麻、白芷，十个去壳的使君子，六钱酒炒过的苦楝根皮以及等量党参、全当归、阿胶、防风、葛根、黄芪、于术。将这二十一味药材洗净后，研末放入瓶中，随取随用。因山慈姑有消痈散结之效，所以它在此药方中为君药。"李时珍细细道来。

"山慈姑？那是种什么样的药材？"庞宪听到了自己没学过的草药，顿时来了精神。

李时珍喝了口茶，继续为徒弟讲解："山慈姑的植物形态为杜鹃兰和独蒜兰。先说杜鹃兰，它是一种陆生植物，它具有假鳞茎，形状为近球形。叶片为椭圆形，通常只生1片。它开花在6—8月，花朵数量较多，且聚集为总状花序，花朵为紫红色；假鳞茎的顶部生有花葶，且具狭长披针形的花苞片以及倒披针形的萼片。再说这独蒜兰，它同样为陆生植物，且具有假鳞茎，其形状为长颈瓶状或狭卵形，其顶端生有1个叶片。其花和叶一同生出，形状为椭圆状披针形。独蒜兰开花在4—5月，花期不长，花朵有粉红色和淡紫色之分，同样具有花葶，有且仅有1朵花生于花葶的顶端；具有长圆形的花苞片以及狭披针形的萼片。"

"原来山慈姑长这样。那它的药性又如何呢？"庞宪又问。

"独蒜兰、杜鹃兰以其假鳞茎入药，即山慈姑。其性凉，味甘、微辛，归于脾经以及肝经。它能治疗蛇虫咬伤、瘰疬、咽喉疼痛、指头炎以及痈疽恶疮，同时它具有清热解毒、消肿散结之效。《本草拾遗》一书曰：'主痈肿疮瘘，瘰疬结核等，醋磨敷之，亦除䶄。'此外，山慈姑还可与五倍子、苍耳草、麝香、朱砂、千金

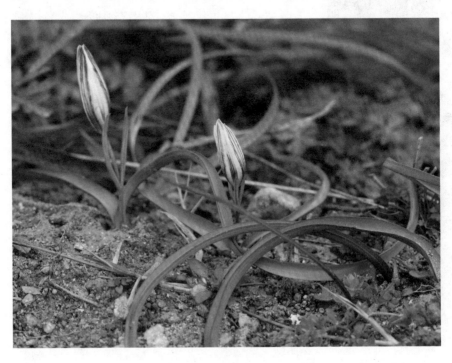

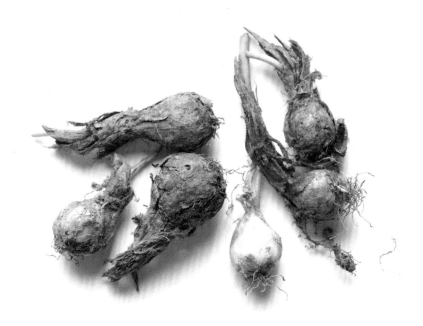

子霜等药材相配伍。"说完，李时珍摸摸徒弟的头，发现他没有发热症状，这才放下心来。

"嘶……"庞宪突然倒吸一口冷气，"师父，您说我肚子里该不会也有虫吧？"

"你见过哪个肚里有虫的孩子夜里睡觉像你似的？怎么叫也叫不醒……"李时珍半开玩笑地说道。

"师父您……不行了，不行了，我又得去茅房了！"庞宪一边跑着一边大喊道。

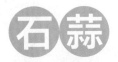 石蒜

——"美若天仙"之药

"我又来照顾你们啦！"庞宪嘴里嘀咕着。他手里提着水桶，开开心心地来到园子里。可是看到眼前的景色，他就惊呆了。

"宪儿，干什么呢？你怎么站在这里发起呆来了？"李时珍的声音突然在身后响起，吓了庞宪一跳。

"师父，这开花的是什么植物啊？这花可真是太美了，简直像仙女一样。"庞宪不禁赞叹道。

"石蒜。"李时珍瞟了一眼道。

庞宪顿时有些不可置信，嚷道："蒜？这是蒜？"显然，他对于如此美丽的花叫"蒜"一事无法接受。

"是石蒜，不是大蒜！"李时珍无奈地强调道。

"我就说嘛，蒜怎么可能生得如此好看。"庞宪自顾自地说，又问道："对了，师父，石蒜是种什么样的草药啊？"

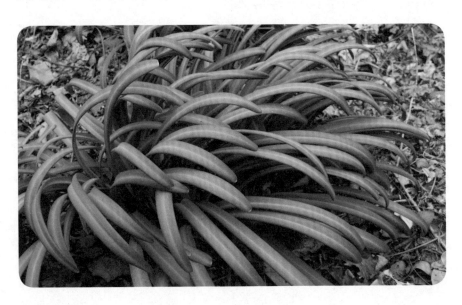

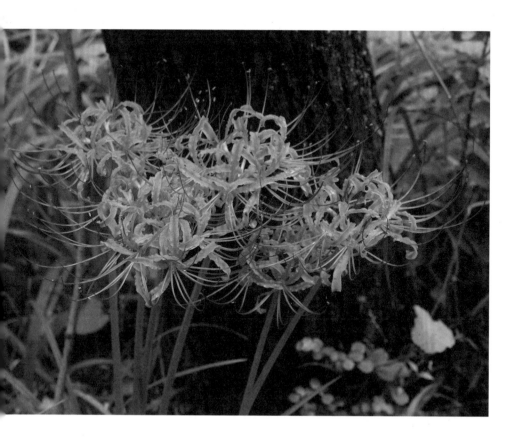

　　"石蒜是一种多年生的草本植物，它具有鳞茎，其形状为近球形。叶片为深绿色的狭带状，叶中间生有粉绿色带。石蒜的花开在8—9月，花期不长，花为鲜红色，且4~7朵聚集为伞形花序，并具有较矮的花茎以及披针形的苞片。"李时珍详细地解释道。

　　"那师父，这么美的花又具有哪些药性呢？"庞宪期待地看向师父。

　　"石蒜不光长得好看，它也具有很多功效。疔疮恶核，河水煎服，取汗，并捣敷之。中溪毒者，酒煮半升服，取吐。它还能治疗咽喉肿痛、食物中毒、恶疮肿毒、痔漏、跌打损伤、顽癣、烫伤或火烧伤，以及单、双乳蛾，且能治疗痰涎壅塞、喉风、腹腔积水、瘰疬、风湿性关节疼痛等，因为它有解毒散结以及祛痰催乳的功效……"

"这花肯定可以入药吧？"庞宪看着石蒜花，怜爱地问道。

"并不能，石蒜以其鳞茎入药。其性温，味辛、甘，且归于肺经、肝经和胃经。几年前，本县东头的一位老人家因风湿疼痛而无法下地行走，多年卧床不起。我为他开出的药方就是将适量石蒜、生姜以及葱，一同捣烂后敷于患病部位，一段时间过后，老人家已可以勉强下地行走了。"李时珍认真解释道，又用手指道："药柜最顶端一层有石蒜的入药形态，你去看看。"

没一会儿，庞宪一路小跑回来，嘴里嘀咕着："太难闻了……"他脸上的表情也扭曲着。

"怎么样？看清楚了没有？"李时珍开口问道。

"看清楚了。但这气味也太刺鼻了，而且我尝了尝它的味道，太苦了。"庞宪吐了吐舌头，接着说，"它的鳞茎有些像球形，有些则是广椭圆形，特别像一颗'大头蒜'，最底下还生出许多白须根。最外面好像有干皮包围着，掰开后能看到黄白色的芽生于中央。"

"你所说的'干皮'即是干枯之后的膜质鳞片。"李时珍补

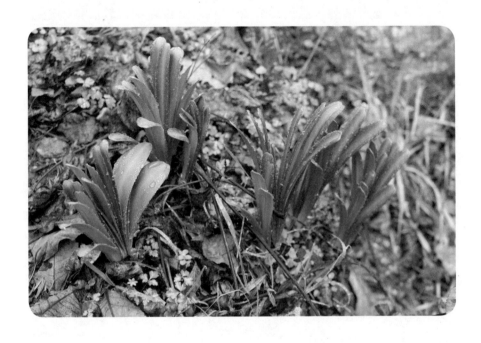

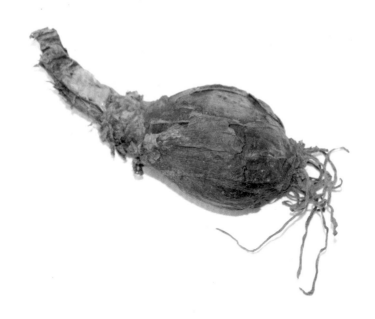

充道。

"真想不到这'大头蒜'上竟能开出如此美丽的花儿！"庞宪不由得感慨道。

看着徒弟小大人的样子，李时珍笑了笑，才叮嘱道："还有一点你要记住，这石蒜具毒性，体虚且无实之人及孕妇千万不可服用。此外，皮肤有破损者不能将石蒜敷于破损之处。"

"什么？又有毒？师父，以后具有毒性的草药您能不能早点告诉我？"庞宪嘟起了小嘴，连忙把手放在衣服上擦了又擦。

"你呀！昔日神农尝百草，可不管草药有没有毒，统统一视同仁！"李时珍语重心长地教育徒弟。

"哼……我要给草药浇水了，师父您不要打扰我！"庞宪假装生气地说道。

水仙

——有毒的"少女之花"

"这雨什么时候能下完啊？"庞宪坐在房间门口，仰头看着天，发呆。

南方梅雨季节来临，小雨一直淅淅沥沥下个不停，已经好几天了，完全没有停止的迹象。天气不好，来药堂看病的人也随之骤减，庞宪也因此多了很多看书的时间。

"糟了，园子里的草药……"庞宪想到什么，随手拿上一件蓑衣便跑了出去。

园子里传来一阵"叮叮当当"的声音，李时珍推开窗户，向园子里望去。

"宪儿，你在干什么啊？"李时珍大声喊道。

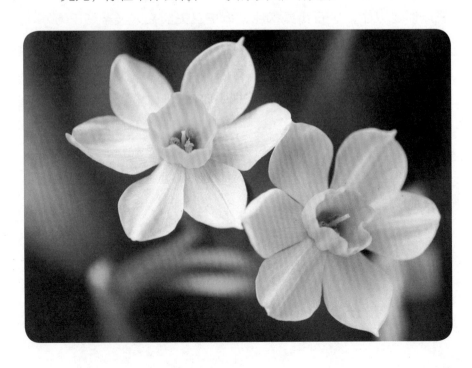

"我要给草药们做个小棚子……"庞宪大声回道。

庞宪怕园子里的草药被雨水浇烂，于是为它们做了个挡雨的小棚子。但是看那棚子歪七扭八的样子，恐怕也支撑不了多久。

"这雨要下到什么时候才是个头啊！"庞宪一边脱下蓑衣，一边抱怨着天气。

"你看看你，也不知道戴个草帽，头发全都淋湿了。"李时珍拿起毛巾为徒弟擦起头发。

"师父……水仙怕是活不了了。"庞宪心疼地说道，"水仙种在了较为低洼的地方，那里都汇成了小水坑，水仙全部都泡在里面，恐怕会烂掉……"

"没关系的，明年我们再种就是了！"李时珍宽慰着庞宪。"水仙的长相你可是还记得？"为了转移徒弟的注意力，李时珍便转换了话题。

"我记得！我觉得水仙花长得很干净，很像亭亭玉立的小姑娘！"想起水仙花的样子，庞宪的嘴角不禁露出了笑容。"水仙具有圆柱形的肉质须根，且数量较多，颜色为乳白色，但是质地较脆弱，一不小心便会被折断。水仙还具有卵球状的鳞茎。叶片为扁平状的宽线形，粉绿色且具有全缘，但并不具叶柄，其叶片最多可长至11片。水仙花开在春季，花朵为白色，通常具有6片花瓣，形似椭圆形，并能散发出香气，通常4~8朵聚集为伞形花序。水仙结蒴果，但并不具种子。"庞宪说道。

"没错！那水仙的药性呢？你可还记得？"李时珍继续问道。

"咦？水仙还可以入药？它难道不是用来观赏的吗？"庞宪被师父问得有点懵。

"水仙花也可以作为药材。其性凉，味辛，具有理气调经、清心悦神、解毒避秽之功效，所以常被用来治疗疮肿、妇女月经不调、神疲头昏及痢疾之症。你可还记得半年前，有位妇人因患有五心发热之症而前来看诊？"李时珍耐心地引导徒弟回忆病例。

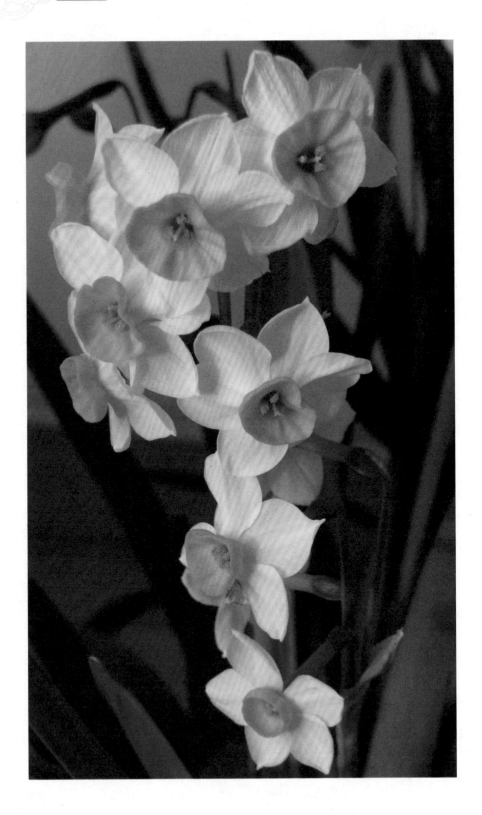

庞宪歪起了头，努力回想着："嗯……想不起来了。"

李时珍只好继续说道："五心发热属阴虚内热之证。那妇人发病于肾，肾阴虚则出现了腰膝酸软无力，面色发红，月事不来，手、足心发热一系列症状，此外，她舌红但苔少，且脉搏跳动无力……"

"师父，您给那位妇人开了什么药方呢？"庞宪迫不及待地问道，接着又机灵地说："里面肯定有水仙花这味药材。"

李时珍点点头："没错。将等量水仙花、赤芍药、干荷叶研磨为末，煎汤服用。但是水仙具有毒性，尤其鳞茎毒性最大，使用时一定要注意用法以及用量。若是误食水仙，会出现腹痛、肚子疼、呼吸急促、昏睡、虚脱、痉挛等症状，更严重者会有生命危险。"

"我明白了！"庞宪点着头说道。看了看丝毫不减的雨势，他无奈地起身，皱着小脸道："师父，我回房间看书了。希望水仙不会被雨水泡烂……"

白茅

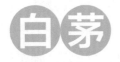

——清热利尿的良药

"师父，我们都已经好久没上山了，您什么时候带宪儿去采草药啊？"庞宪坐在门槛上，一边把玩着衣襟一边嘟囔道。

最近一段时间，药堂每天都有很多病人排队看病，庞宪的日常工作除了抓药便是煎药，外加学习药理知识，有时小伙伴来找他玩，他都没空出门。这天好不容易闲下来，药堂没什么人，天气又好，庞宪一颗心早飞到外面去了。

"你赶快收拾好东西，我们这就出发。"李时珍知道小徒弟被憋坏了，立即毫不犹豫地说道。

"太好喽！可以上山采药喽！"庞宪开心地喊道。

没过多久，李时珍二人便到达了半山腰处。

"师父，您看！有只蝴蝶，还是蓝色的，真漂亮！"抬头看

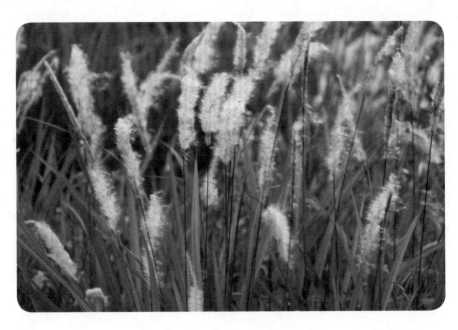

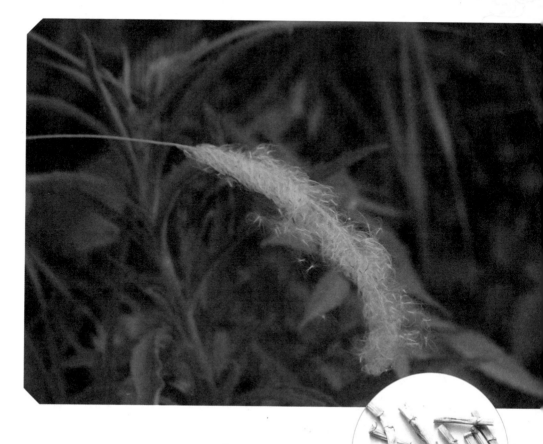

去，不远处的植株上果真落着一只蓝色的蝴蝶。

"你看着点路，不要把草药踩烂了！"李时珍着急地在徒弟后叮嘱道。

"草药？在哪里呀？"庞宪一听到草药二字，便将蝴蝶抛在脑后了。

"你脚下踩着的就是。"李时珍走到徒弟身边，摇着头叹气道。

"啊？"庞宪赶紧挪动着步伐，不料又踩到了旁边的另一株草。

"哎哟，你还是别动了！待为师采了草药再说。"李时珍边心疼地喊着，边拿出药铲小心翼翼地把草药挖出来。

"师父，这草药叫什么名字啊？我看这就是普通的杂草嘛！"庞宪不以为然地说道。

"这是白茅。"李时珍回答。

"那这白茅有什么药性呢？"庞宪又问。

"白茅的根和花序均可以入药。其根性寒，味甘，它具有清热利尿以及凉血止血之效，多用来治疗尿血、吐血、反胃、热淋涩痛、水肿、胃热引起的呕吐及肺热咳嗽、吐血衄血、小便不利、气喘、小便热淋之症。而其花序性平，味甘、涩，具有解毒利尿、生津止血之效，因此多用于治疗外伤出血、鼻塞、淋病、刀剑金疮、中毒及诸症出血；此外，它也同根一样可以治疗吐血衄血、水肿。"李时珍边清理着白茅根上的泥土，边回答徒弟的问题。

"哦，原来是这样。那白茅的特征又有哪些呢？"庞宪不禁问道。

"白茅属多年生的草本植物，它具有较长的根状茎，且生有须根以及茎节。白茅还具有直立生长的秆，通常有1~3节生于其上。秆生出的叶片薄且扁平，为舌膜质，其形状为窄线形，并呈卷曲状。白茅的花开在7—9月，花朵聚集为圆锥花序，具颖及纤毛，还具有卵状披针形的第一外稃和卵圆形的第二外稃。白茅结椭圆形的颖果。"李时珍详细地解释道。

庞宪不时点点头。

看徒弟这么认真，李时珍又说道："上次在山上，你因为跌了

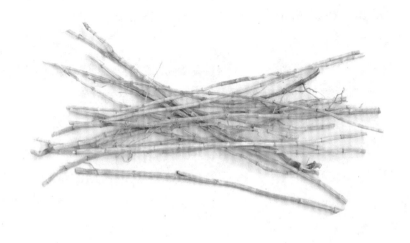

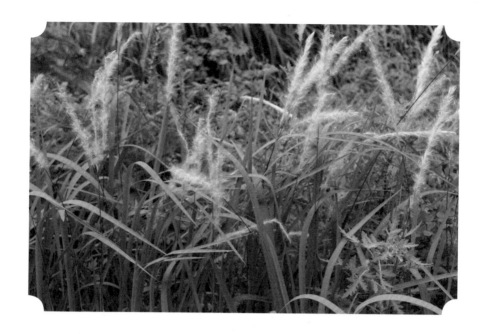

一胶而流鼻血不止，白茅也能治疗此症。将二钱白茅根研磨为末，加入米泔水服用。此外，半升白茅根与葛根一同煎汤时，可以治疗温病有热之症，此方被称为茅根汤。白茅根与桑白皮相配伍，可以治疗气喘，此方即如神汤。此外，白茅还可与芦根葫芦壳、黄花、牛膝、甘蔗、白酒药、生地黄、芦根等药材相配伍。"

"徒儿都记下了！"庞宪笑道。

"那我们继续赶路！"李时珍应道。

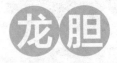

龙胆

——开蓝色花的肝胆之"根"

"咦，你这小蓝花是从哪儿摘的？"李时珍一路专心搜寻草药，倒未注意到身后的庞宪在干什么。

"刚才路过的角落里，开了一片小蓝花，我见着好看，就顺手摘了一朵。"庞宪不在意地回答。

"这是龙胆开出的花。龙胆是一种草药……"李时珍还未说完，只见庞宪突然掉转头快步向来时的方向走去。

"宪儿？宪儿……你干什么去啊？"李时珍紧跟在庞宪身后喊道。

"师父您也不早说！我得去采点龙胆回来。"庞宪边喊边快步走着。

"你慢点儿，等等为师。"李时珍气喘吁吁地跟上徒弟。

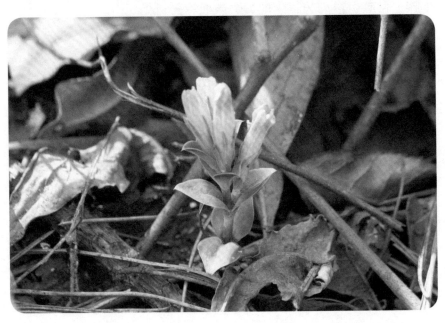

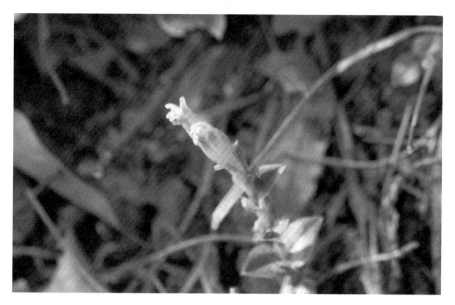

"师父，我先去，就不等您了。"庞宪边走边回头说道。来到目的地，庞宪一边动手，一边向师父询问道："对了，师父，龙胆有什么药性啊？能治什么病啊？"

"龙胆性寒，味苦，归于肝经以及胆经。湿热黄疸、湿热带下、湿疹瘙痒、胁痛、目赤肿痛、肝胆实火引起的头脑胀痛、耳聋、耳肿、热病惊风引起的抽搐、小便淋痛、肝经热盛、咽痛、热痢、阴囊肿痛、臃肿疮疡之症均可由龙胆来治疗。同时它具有泻肝定惊、清热燥湿以及除下焦湿热之功效。"师徒俩边挖边说着。

"那它具体有哪些外形特征呢？我只看到这蓝色的花。"庞宪又道。

"龙胆是多年生的草本植物，它的根茎有些直立生长，有些平卧于地面，并具有肉质且粗壮的须根。它具有花枝，近圆形且为单生，颜色有紫红色以及黄绿色之分。茎生叶多分为卵形以及卵状披针形，但不具柄。龙胆的花开于5—11月，花期较长，花朵数量较多且多生于叶腋处或枝条顶端；它具有钟形的花冠以及狭矩圆形的花药。龙胆具有宽椭圆形的蒴果以及褐色的种子，其种子有线形以及纺锤形之分。"李时珍细致地讲解道。

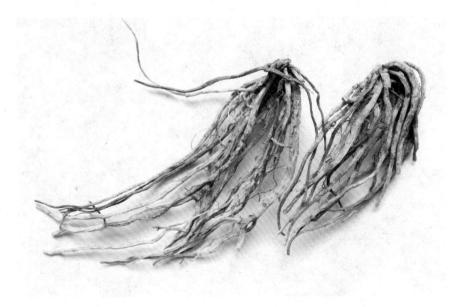

　　"先前张大叔脖子下生出瘰疬，其症状相对较轻，只在脖子处生有数个黄豆般大小的块状物，表面极为光滑，并无痛痒以及发热之感，但推之却能移动位置。张大叔之病的起因在于风热气毒，邪毒入侵于体内，导致肝经以及肾经气血两亏，虚火遂发于表证。此病需服用清凉散，即将龙胆洗净并捣罗为散，每次用酒调和一钱匕服下。但它的服用极为讲究，阴天不可服用。"李时珍为庞宪详细地解释着药方，希望他对龙胆能有进一步的了解。"此外，龙胆还可与茵陈、郁金、黄柏、瓜蒌根、莴苣子、秦艽、升麻、夏枯草、细辛、防风、乳香、黄连、青皮、使君子等药材相配伍。但是龙胆为苦寒之物，脾胃虚弱以及阴虚伤阴之人切莫服用，同时它也不可久服以及过量服用。"李时珍说完，却见庞宪一声未吭。

　　"宪儿，你有没有认真听为师说话？"李时珍有些不高兴。

　　"有有有，我都记在心里了。您刚才所说的瘰疬症我也有所了解，因为先前李爷爷便得了这病。"庞宪赶紧回答。

　　"那你将为师方才所说的重复一遍。"李时珍故意说道。

　　"龙胆可与黄柏……"庞宪只得乖乖复述一遍。

#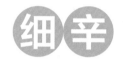

——牙疼的克星

"宪儿！"没走出几步，李时珍又大声喊道。

"怎么了师父？我……我又做错什么事了吗？"庞宪一脸的不知所措。

"你踩到草药了！"李时珍出言提醒。

"啊？"庞宪猛地一跳，"我怎么又踩到草药了……"只见地上的绿色植物早已陷进泥土里。

庞宪也不由得嘀咕道："师父，这是什么草药啊？我好像从来没见过。"庞宪蹲在地上，开始采摘。

"这是细辛。"李时珍回答道。

"这是细辛？它怎么与我见过的细辛不太一样啊？我见到的细辛可是呈捆状，像麻绳一样的。"庞宪有些不解。

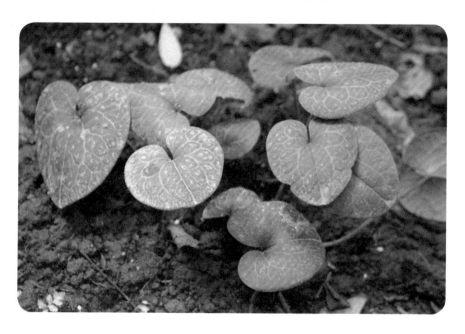

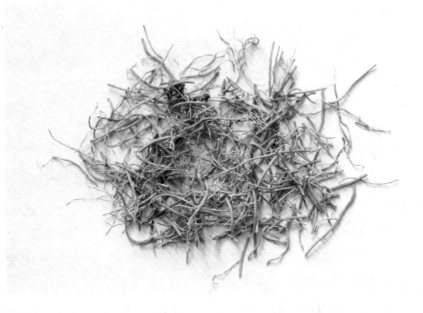

李时珍摇摇头，说道："你说的是细辛入药时的形态，而这是它的植物形态。细辛是多年生的草本植物，它具根状茎，有些直立向上生长，有些则横向伸长，且具有较多须根。叶片有心形以及卵状心形之分，且通常具有2片叶子，并具有较长的不具毛的叶柄。细辛的花开在4—5月，花期较短，花朵为紫黑色，具较短的花梗以及三角状卵形的花被裂片。细辛还具有棕黄色近球形的果。"

"哦……"庞宪一边听着李时珍的讲解，一边仔细观察着眼前的植物，的确如师父所说。

李时珍看徒弟沉默不语，便问道："细辛具有哪些药性你还记得吗？"

庞宪忙回答道："记得！细辛性温，味辛，并能归于心经、肺经以及肾经，它具有祛风止痛、散寒解表、温肺化饮以及通窍之功效，所以它常用来治疗头痛、牙痛、鼻渊、风寒引起的感冒、风湿痹痛以及肺寒咳嗽之症。我记得《神农本草经》中便将细辛归于上品。对了，细辛以其干燥的根和根茎入药。但《本草经集注》又言'曾青、枣根为使；恶狼毒、山茱萸、黄芪；畏滑石、消石；反藜芦'。所以在使用细辛时，一定要注意它与草药之间的配伍。"

"你说得没错，细辛与荆芥、川芎、羌活、白芷、石膏、麻黄、附子等一同入药时，可治疗外感风寒所引起的表证；与干姜、半夏等一同入药时，可以治疗肺寒所引起的咳嗽、痰多等症。"李时珍点点头，补充道。

"我在张仲景前辈所写的《伤寒论》中看到过一副药方，里面便配有细辛这味药材。此方被称为小青龙汤，即准备三两细辛、芍药、干姜、炙甘草、去节的麻黄、去皮的桂枝，半升半夏以及半升五倍子；先将麻黄加入一斗水中，煮过后去掉沫，再加入另外七味药材和两升水，煮取三升，过滤掉渣滓，温时服下一升。这副方子可以治疗伤寒引起的表证不解、腹部胀满、咳喘之症。"庞宪说完，便仰头看向师父。

"没错，你说得非常正确。"李时珍笑着回应。

庞宪得到师父的肯定，顿时卖力地回忆起来："对了，我还记得在某本书中看过，若是治疗牙疼之症，则可用等量的细辛、荆芥、露蜂房研磨为末，每次取三钱加入一大盏水中，煎

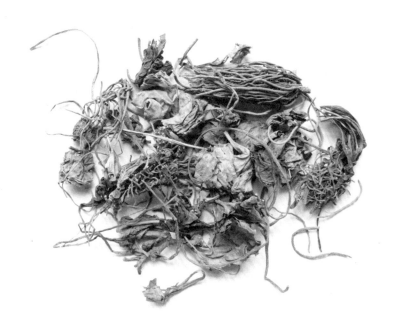

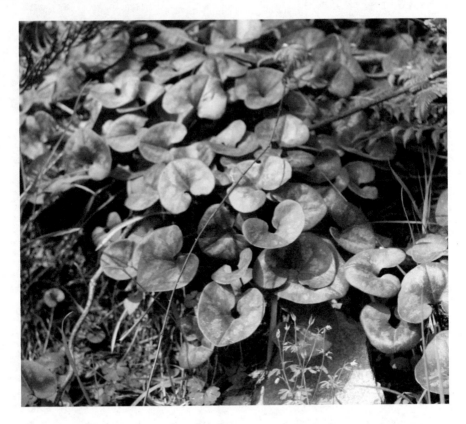

至七分，过滤掉渣滓后温时漱口，待其冷掉后吐出。此方被称为细辛散。"

"没错！宪儿现在可是越发厉害了！"李时珍的欣慰溢于言表。

"我采好药了，我们继续赶路吧师父！"庞宪不好意思地挠挠头，对师父道。

杜衡

——膈气之药

半个时辰过后，李时珍师徒俩寻了处阴凉之地休息，顺便吃午饭。庞宪鼓捣着从包袱里拿出了一块小方布铺在了地上。

"师父，您请坐！"庞宪笑嘻嘻地说道。

"呦，什么时候如此讲究了？我可是记得有个小孩动不动就一屁股坐在地上撒娇耍赖……"李时珍一边笑着一边坐了下来。

"哎呀，咱们家才没有那么不爱干净的小孩子呢！您看我今日穿的衣裳，一点灰尘也没有。"庞宪说着便撩起衣摆给师父看。

坐了一会儿，庞宪拿起水壶，发现没水了，忙说："没水了，我去河边打些水回来。"

没过多久，庞宪一路小跑着回到李时珍身边，"师父，您看我又采了些细辛回来。"只见庞宪一手拿着水壶，一手握着几株较小

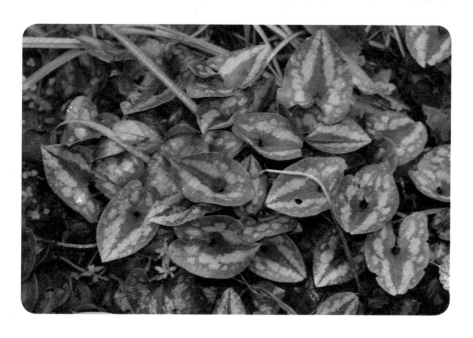

的绿色植物。

"这可不是细辛，这是杜衡。"李时珍看了一眼，笑着说道。

"啊？杜衡？不是细辛？"庞宪仔细地看着手里的植物。

"你看……"李时珍说着拿过庞宪手里的草药，认真讲解起来："杜衡是一种多年生的草本植物。它具有较短的根状茎以及肉质且丛生的根。杜衡的叶片为阔心形至肾心形。"李时珍说到这，停顿了一下，问徒弟道："你是不是看到叶子，便想当然以为这就是细辛？"

一旁的庞宪不好意思地点了点头。

"你再仔细看，杜衡的叶片正面为深绿色，背面为浅绿色，其上长有白色的云斑，并有短毛生于脉络上以及近边缘处，同时它还具有较长的叶柄以及睫毛。杜衡的花开在4—5月，其花为暗紫色，具较短花梗以及直立生长的卵形花被裂片。现在你看出区别了吗？"李时珍问徒弟。

"嗯，徒儿明白了，我刚才一时心急，只看了它的大概形状，便断定是细辛，我太鲁莽了。"庞宪说着便低下头去。

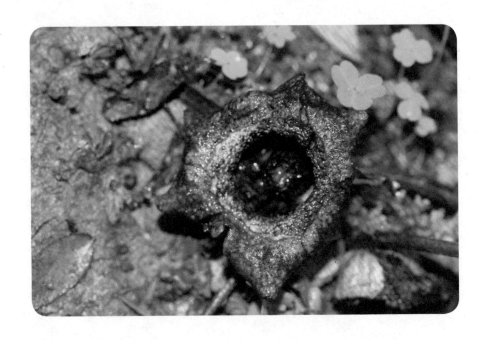

"师父，杜衡有哪些药性呢？徒儿刚随您学医时，吃饭总是狼吞虎咽的，不怎么咀嚼就咽进肚子里，所以经常会噎食，随后便出现膈气之症。我记得您那时将四两杜衡研磨为末，加入三升好酒，熬制成膏，每次用酒调和二匙令我服下，我的症状很快就好了。后来我在医书中看到，膈气之症出于膈间，食不能下行，隧导

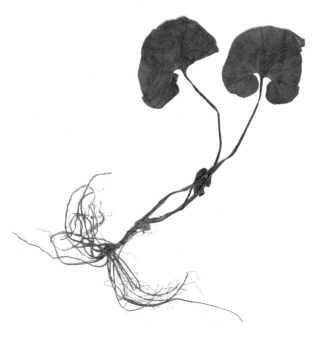

致气逆向上行，气随着打嗝被吐出来。"庞宪努力地回忆道。

"没错。"李时珍点头道，"痰饮咳喘、风湿痹痛、头痛、牙痛、胃痛、水肿、风寒感冒、瘰疬、中毒、蛇虫咬伤均可用杜衡治疗，因其具有祛痰行水、祛风散寒、活血止痛、解毒之功效。杜衡以全草或根或根茎入药，它性寒，味辛，能归于肝经以及肺经。对了，杜衡同样具有毒性……"

"又有毒？天哪……"庞宪仰起头长叹一声。

李时珍看着小徒弟可爱的模样，笑了笑，继续说道："所以咳嗽咯血、体虚多汗的人和孕妇均不可以服用杜衡。若杜衡服用过量，可导致头痛、呕吐、痉挛等症状，严重时会因为心脏停搏而致死。"

"我记住了！"庞宪认真点头道。

"快点吃饭吧！吃了饭继续采药！"李时珍道。

及己

——祛风止痛的外伤之药

　　吃过饭后，师徒俩继续采摘着草药。庞宪边走路脑子里边回忆着师父讲解的草药知识。

　　"哎哟……"庞宪不小心踩到了一块石子，一个趔趄，差点摔倒。

　　"怎么样？没事吧？"李时珍着急地询问道。

　　"没事，没事……"庞宪爬起来，告诉师父。

　　"走路也如此不专心，真不知道你这小脑子瓜里在想什么……"李时珍开始教育起庞宪。

　　庞宪"呵呵"傻笑着，也不辩解。

　　"咦，师父，您快看，这草长得真奇怪。"庞宪指着不远处的绿叶说道，"叶子上面居然还长出犄角来了。"

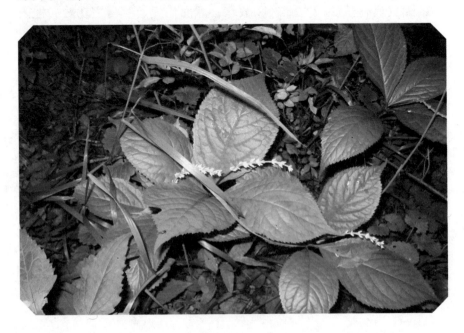

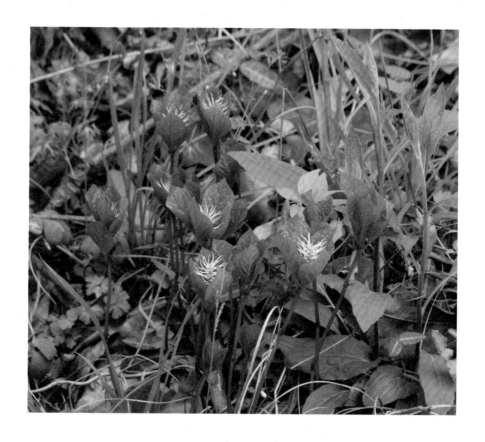

"那是及己。一种草药。"李时珍道。

"草药？"庞宪一听草药二字，抬腿便向那棵草跑去，任凭李时珍跟在身后叮嘱他"小心点"。

"师父，您给我讲讲及己这味草药吧！"庞宪一边采摘一边道。

李时珍点点头，开始给徒弟讲解："及己又叫四块瓦或四叶对，它是一种多年生的草本植物，具有横向生长的较为短粗的根状茎，并具有较多须根。其茎直立生长，并有单生与丛生之分，具节但并不具毛。叶片通常有倒卵形、椭圆形以及卵状披针形之分，并且通常有4~6对叶片生于茎部上部，具有叶柄，同时有锐锯齿生于边缘处。及己的花开于4—5月，花朵为白色，通常生于顶端，并聚集为穗状花序，具较短花梗以及长圆形的药隔。及己具有绿色的核果，且有梨形以及近球形之分。"

　　"那及己有哪些药性呢？能治疗什么病症呢？"这才是庞宪最关心的事情。

　　"及己性平，味苦，归于肝经。它能治疗跌打损伤、头癣、皮肤瘙痒、妇女闭经、风湿性腰腿酸疼、无名肿毒及白秃之症，因它具有祛风止痛、舒筋活络、杀虫、消肿解毒、镇痛之功效。《别录》一书中说它'主诸恶疮疥痂瘘蚀'，但是……"说到这里，李时珍顿了顿。

　　"这及己不会也具有毒性吧？"庞宪一脸幽怨，想到这又是一株"毒草"，顿时有些不开心。

　　李时珍捏捏小徒弟的小脸，告诉他："没错，它也是剧毒之物。所以在使用时，一定要注意它的用法以及用量。此外，及己不可长时间服用。"

　　"师父，若是用及己来治疗妇女闭经之症，该如何用药呢？"庞宪问道。

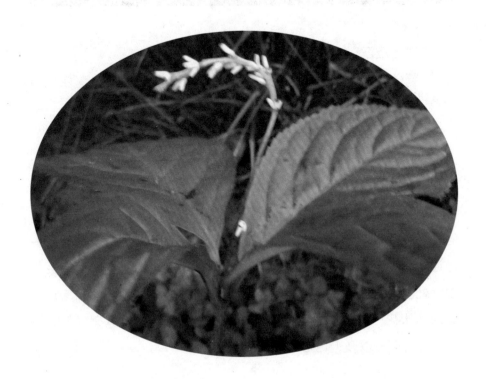

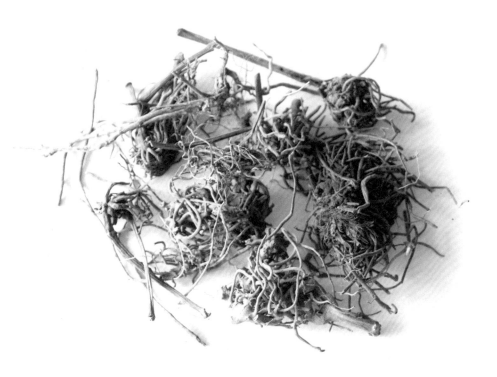

"取一至三分及己，用水煎汤，再配以黄酒服下。"李时珍答道。

"那若是用及己治疗外伤呢？比如骨折、脚踝扭伤，抑或是摔伤？"庞宪又问。

"取新鲜的及己根加入少量盐捣烂后，将其烘热后敷于病人患病部位，随后再取二至三分，用水煎汤后以黄酒服下。"李时珍耐心地解答道。

"啊……"庞宪听着听着，打了个哈欠。

"困了？"李时珍看着徒弟，问道。

"兴许是吃饱了，再加上太阳晒着的缘故，有点想睡觉。"庞宪懒懒地答道。

"再采摘一些，咱们就回家去，今日早些休息。"李时珍说道。

#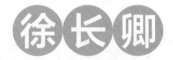

——活血解毒之药

"师父，我们就在这里休息一会吧？徒儿实在走不动了。"庞宪背着重重的竹筐，跟跟跄跄地跟在李时珍身后。

"那就在此休息片刻吧！"李时珍接过徒弟背上的药筐，说道。

刚一坐下，庞宪便大口喝起水来，差点被呛到。

"慢点喝，又没人跟你抢。"李时珍微笑道。

庞宪喝完，打了个饱嗝，心满意足地说道："太痛快了！瞬间感觉元气满满！"庞宪的小脸红扑扑的，笑起来格外可爱。

"哦? 那看来不需要休息了, 咱们继续采药吧！"李时珍打趣道。

"别呀师父，我开玩笑的！您可千万别当真呀！我还没休息够呢！"庞宪嘟着小嘴说道。

师徒俩说着话，李时珍突然看到不远处有一小片植物，随即走

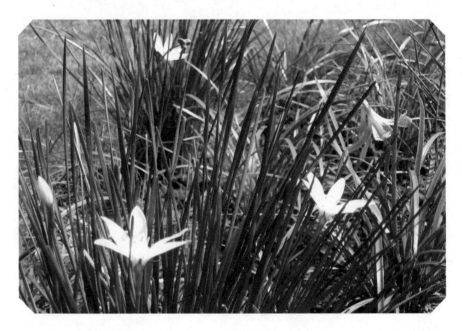

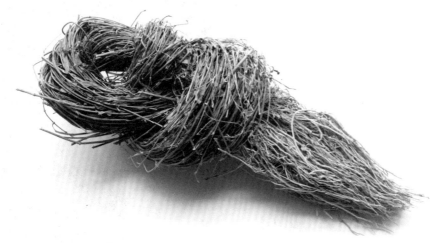

过去查看。

"宪儿，你看这是什么？"李时珍指着地上一株绿油油的植物说道。

"绿草。"庞宪敷衍地看了一眼，漫不经心道。

"这是鬼督邮……"李时珍严肃道。

"鬼督邮？师父，您没骗我吧？"庞宪听见"鬼督邮"三个字，眼睛里放出了光芒，立刻俯下身去仔细观察，兴奋地说道，"鬼督邮这三个字我太熟悉了，我经常在医书里见到这味药材，今日总算让我见到它的真面目了！"

"这么说，你早已对鬼督邮的外形特征以及药性了如指掌喽？"李时珍顺势说道。

"那是当然！《神农本草经》一书中，可是将它列为上品呢！虽然它是剧毒之物。"庞宪一本正经地答道。

"把你知道的说给为师听听。"李时珍饶有兴趣地说道。

"鬼督邮又名徐长卿。它是多年生的直立草本植物。它具有较细且须状的根，外形酷似马尾巴，仔细算来，它能长50多条，并且能散发出一种特别的味道。它的茎又细又直，不具分支，且通常不具毛。叶片由披针形过渡至线形，叶片正面为深绿色，反面为淡绿色，且通常不具毛。鬼督邮的花开在5—7月，花朵生于叶腋处，通常能开10几朵，并聚集为圆锥状聚伞花序；它还具有黄绿色的花冠以及黄色的副花冠。鬼督邮具有淡褐色且呈角状的蓇葖果，同时它还具有暗褐色且数量较多的种子。"庞宪详细地一一道来。

"那它有哪些药性呢？"李时珍进一步问道。

"《本经》中说它'主蛊毒，疫疾，邪恶气，温疟'。其性温，味辛，归于肝经以及胃经。它具有活血解毒、消肿利水、镇痛、止痒以及止咳之效，因此多用于治疗牙痛、痢疾、水肿腹水、湿疹、风湿性关节疼痛，妇女经期下腹疼痛及蛇毒咬伤、荨麻疹、胃痛等症。"庞宪认真地回答道。

李时珍点点头，又说："没错。先前吴大爷脉弦数，舌苔薄白，这是患有小便不利之症状，其症结在于肝郁气滞，他常年精神抑郁，心烦气躁，遂导致气不通畅，凝滞于体内，因此很难排出小便。吴大爷之症需服用徐长卿汤，即取半两炙过的徐长卿以及瞿麦穗，一两冬葵子以及木通，二两滑石，三分茅根，一分槟榔，每次取五钱煎汤时，再加入一钱朴硝，温时服下。"

庞宪听后认真点了点头，随即又道："师父，我还知道徐长卿还可与安息香、川芎、月月红等药材相配伍！"

"说得很对！"李时珍微笑着肯定道。

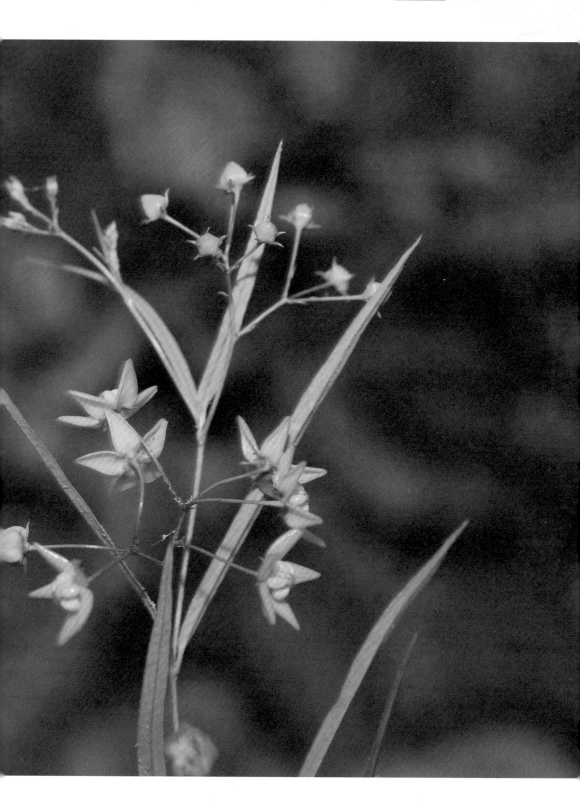

白微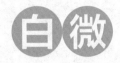

——清热凉血白薇汤

"师父，您今日看诊的那户人家……师父，那是敏姐姐！"庞宪随李时珍回家的途中，遇见了方敏——家住镇西头的方家之女，现已嫁作人妇，不久前刚生完孩子。

"是李大夫和庞宪啊！"方敏这才看清二人，便热情地邀请道，"快请进，快进来坐……"。

"不了，我们师徒只是路过，就不打扰了！"李时珍恭敬地回绝了。

"您就别跟我客气了！正好我刚做了些糕点，本打算拿去给您尝尝的，正巧遇见您，也省得我多跑一趟了！"方敏盛情邀请道。

"师父，既然敏姐姐都这样说了，咱们就进去坐会儿吧！"庞宪央求道。

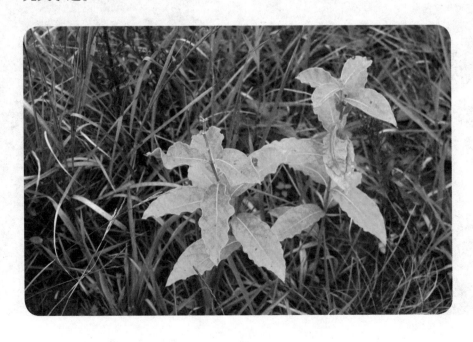

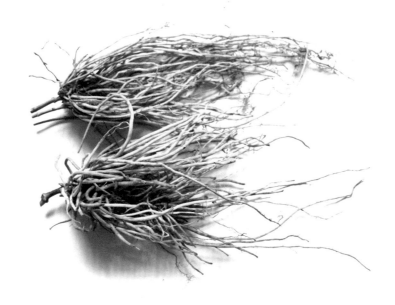

"好吧。"看着小徒弟一副小馋猫的样子，李时珍只好同意。

"敏姐姐，您是不是太过劳累了？怎么额头汗涔涔的？"庞宪刚坐定便关切地问道。

"可能是刚出了月子，身体还没完全恢复。最近总是感觉发热，还经常头晕眼花，大概是需要多休息吧！"方敏一边拿出糕点，一边说道。

"我可否为你诊下脉？"李时珍闻言，开口说道。

"诊脉？李大夫，我这是得了什么病吗？"方敏顿时面露忧虑。

"现在还不能确定，我需要先为你切下脉。"李时珍微笑道。

方敏这才伸出手来，待李时珍为其诊脉过后，才道："你这是产后体虚发热之症，需服用白薇汤。药方为一钱八两白薇和党参，一钱二两甘草、三钱当归，此四味一同煎汤服用即可。过会我让宪儿将药材给你送过来。"

"可真是太感谢你们二位了，我本以为这是小毛病，全然没有放在心上，今日才知……"方敏感激得不知如何是好。

"很多人都是这样的，将一些'不舒服'看作小事，并不放在心上，如此一拖再拖，最终小病变为大病，难以医治。"庞宪说道。

"庞宪现在都是一副小郎中的模样了，真是英雄出少年呀！"方敏夸奖道。

"师父，白微是这样的草药吗？"回家的路上，庞宪说道，"多年生的草本植物，它具有直立生长的茎，大多不生分枝，但具柔毛。叶片单生，对生，形状为宽卵圆形，上下面全生有毛，具全缘。白微的花生于叶腋处，簇生，颜色呈暗紫色。白微具纺锤形的蓇葖果，逐渐成熟后裂开，里面生有带白毛的种子。"

"你说得没错！"李时珍赞许地看向庞宪。

得到师父的肯定，庞宪更起劲儿地说道："我还知道，白微性寒，味咸、苦，归于胃经、肝经和肾经，是一种可以清热凉

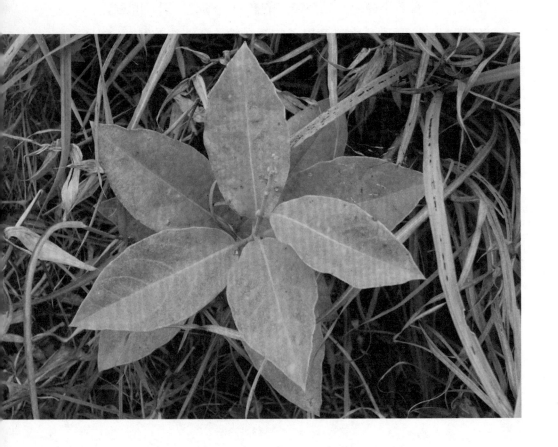

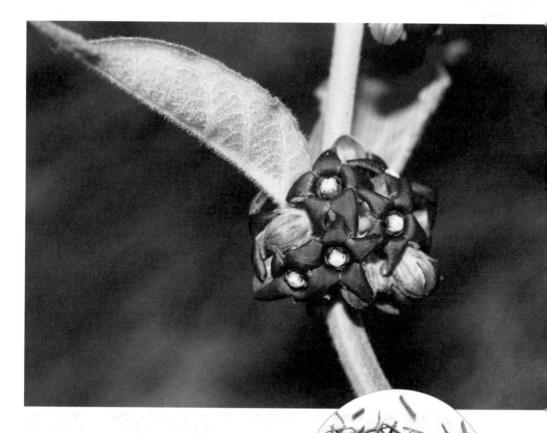

血、益阴、利尿的草药。白微可与生
地、白芍药、青蒿等药材相配伍，用以
治疗产后阴虚及阴虚发热、热淋、血
淋、呕逆、烦热等症。"

"对，完全正确！"李时珍继续点头肯
定道。

"回家喽！回家抓药去！"庞宪高兴地嚷道。

#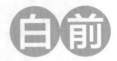

——止咳化痰的主肺草药

"哎，上山采草药可真是个体力活……"庞宪嘴里叨咕个没完。

"不是才休息过吗？"李时珍无奈地笑道。

"方才哪里算是休息……我还没坐稳，就随着您去采别的草药了……"庞宪略有些委屈地说道。

李时珍只好说："那不如我们就地休息一下？"

"真的？太好了！我就知道师父最好了……"话还未说完，庞宪就一屁股坐在了地上。

"宪儿，你……"李时珍摇了摇头，随即又笑了笑。

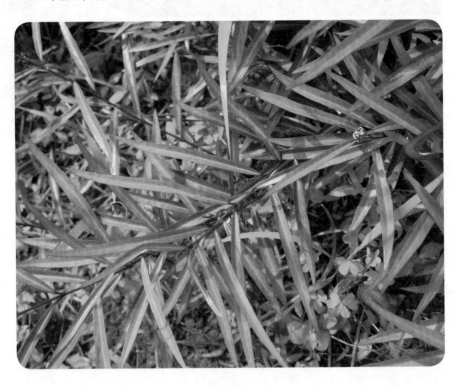

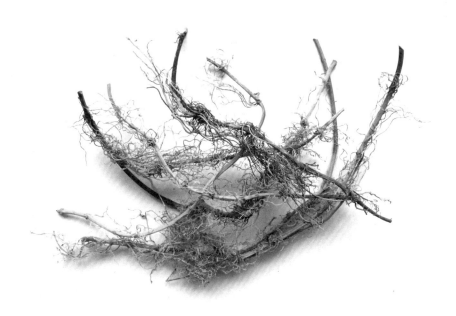

　　"呀呦，终于可以休息会了……"庞宪叼了根狗尾草，舒舒服服地躺了下去。

　　"师父，我出个谜题，您来猜这是什么草药，怎么样？"庞宪歪着小脑瓜，一脸调皮的样子。

　　"哦？想考我？若是为师答对了，有什么奖励吗？"李时珍笑着问徒弟。

　　"嗯……奖励嘛……若是您答对了，我给您捶腿一个月！"庞宪转着小眼珠说道。

　　"那好吧，那我就勉强答应你吧！"李时珍笑着说道。

　　"万一您没答对，您就每天为我讲解一种新的草药，怎么样？"

　　"好，一言为定！"

　　庞宪坐起身来，一本正经地开口道："谜题是这样的：这种植物是一种直立且较矮的矮灌木，它的茎生有柔毛。其叶片分为长圆状披针形和长圆形2种，其上不具毛，但具有3~5对侧脉。它的花开在5—11月，花期很长，它通常生出10余朵花，其花朵生于腋内或叶腋之间，聚集为聚散花序，远看像把纸伞，通常不具毛；它的花萼很小，花冠为黄色，副花冠为卵形。这种植物具纺锤形的蓇葖果以及扁平状的种子，种子上生有种毛。请您猜猜看，这是哪种草药？"

"白前。"李时珍毫不犹豫地说。

"师父，您怎么一下就猜中了！真是没意思！"庞宪不满地嘟起了小嘴。

"不如这样，若是你能将白前的药性说出来，为师就带你去吃你最喜欢的桂花糕怎么样？"李时珍哄庞宪道。

"真的？"一说到桂花糕，庞宪立刻来了精神，流畅地说道，"白前有泻肺降气、止咳化痰的效用，因此多用来治疗胸闷气喘、咳嗽痰多、胃脘疼痛以及肺气壅实的症状。《别录》一书中说它'主治胸胁逆气，咳嗽上气'。白前性微温，味苦、辛，并能归于肺经，它多以干燥的根、根茎入药。"

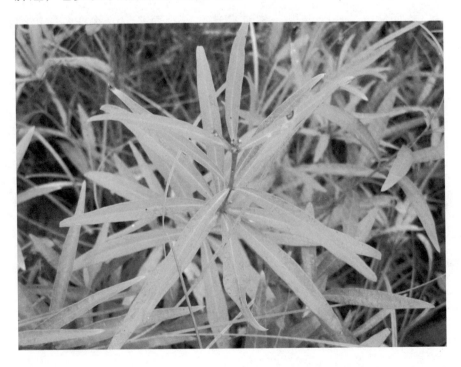

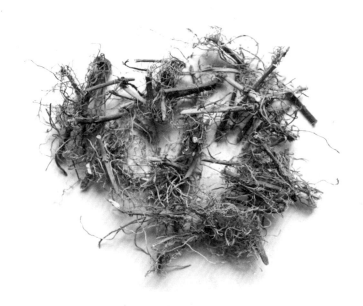

"完全正确！"李时珍满意地点了点头。

"太好了！可以吃到桂花糕了！"庞宪手舞足蹈地叫着。

"宪儿真是越来越厉害了，我从未与你讲解过白前这味药材，看来是你自学的喽？"李时珍笑着问道。

"上个月，我送药的途中遇见了赵大爷。赵大爷说，他先前患有久咳之症，并且咳出的痰中时常带有血丝，您给他开了一副药方，不足一个月，他的病便痊愈了。此方为三两白前，二两桔梗、桑白皮，一两炙甘草，将四味药材切成小块后放入两大升水中，煮至半大升，空腹服用。赵大爷之病在肺，久咳伤及肺部，肺气上逆，痰为气壅所引起，遂需用降气之药，方能化痰，而白前正是主肺之药。"庞宪一五一十地说道。

"看来宪儿真的在用心学习草药，为师很是欣慰！"李时珍摸了摸庞宪的小脑瓜。

"回来之后，徒儿查看了许多医书，才弄明白白前是何种草药，具有何种药性。虽然费了时日，但一切都是值得的！"庞宪笑着说。

钗子股

——岭南特有的祛风利湿药

"宪儿，这是王小二家的药，一会忙完了送到他家去。"李时珍将一包草药放在桌子上。

"嗯。"庞宪点了点头，眼睛却没有离开书。

"看什么呢？"李时珍好奇地问道。

"师父，您知道钗子股长什么样子吗？"庞宪突然抬起头来问道，"这本书中写道，'金钗股，生岭南山谷。根如细辛，三四十茎，岭南人用之'。可见，这钗子股并不生长在我们这里。"

李时珍坐在庞宪身旁，轻声说道："我曾经听友人讲解过这种草药。钗子股具圆柱形的茎，互生，它们有些直立生长，有些则斜向生长。钗子股的叶片有近似弧形以及圆柱形之分，肉质，基部具鞘。钗子股的花开在4—5月，花期不长，花朵形状较小，通常以4~6朵花聚集为总状花序，且与叶对生；花苞片为宽卵状的三角

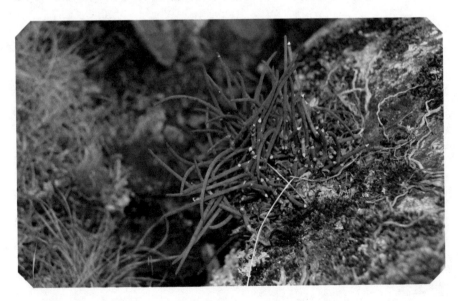

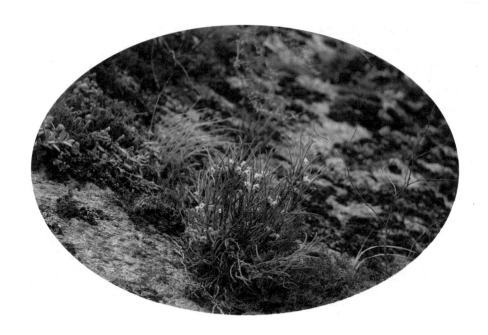

形，同样为肉质，花梗、萼片、子房、花瓣全部为黄绿色；花瓣近似卵形，其上生有脉络，花瓣前唇具有紫褐色的斑点，后唇则宽于前唇。钗子股具有纺锤形的蒴果。"

"钗子股具有哪些药性呢？我见书中说，钗子股能解各种毒。"庞宪追问着。

李时珍点点头，接着道："你说得没错。除此之外，钗子股还有催吐及祛风利湿的功效。钗子股以全草入药，能归于肝经、肺经。它能治疗风湿疼痛、水肿、痛疽、疟疾、咽喉肿痛、头风头痛、小儿惊风等。若是有人中了毒，可取两握新鲜的钗子股叶，将其洗净后捣出汁服下，大吐之后，毒可解；若是有人患有水肿之症，可取八钱至一两二钱的新鲜钗子股叶根，七寸大的猪脚一只，加入适量水后煎煮一个时辰，每日服用一次，且于饭前服用，若是没有新鲜的钗子股根，可换成干的，但用量需减为五至八钱。"

"真想亲眼看看这钗子股长什么样子。"庞宪感叹道，"只可惜，它生长在岭南那样的地方。"

"一定会有机会见到的！"李时珍笑着安慰徒弟。

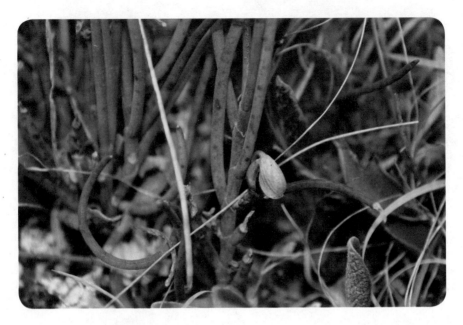

"师父，不如过几天我们就去吧！"庞宪脑中突然灵光一闪，随即向李时珍建议道。

"你呀！"李时珍捏着庞宪的脸蛋，说道，"说风就是雨，这一来一回，恐怕要花费好些时日，药堂怎么办？"

"哦，您说得也对！"庞宪不禁叹了口气。

"对了，你还记得上次随我出外诊时，路过一个村庄，村东头一位老人家得了风疾，平日里说话口齿不清，并且很容易头脑眩晕，发起病来更是全身抽搐，严重时还会突然晕倒过去吗？"李时珍转移了话题，以缓解庞宪失落的情绪。

"记得！我还记得，是一位铃医将他治好了。可是那铃医是如何治疗的，我一点儿印象也没有了。"庞宪摇着头说道。

"他开出的药方是，一两干钗子股根，加入水中煎汤，每日服用两次，并于饭前服用。"李时珍说。

"原来是这样。"庞宪点头说道。

"看完书可不要忘记去送药啊！"李时珍临走前叮嘱道。

"我知道啦师父，您放心吧！"庞宪眯着眼睛笑道。